高职高专“十三五”规划教材

医学遗传学与优生学基础

第二版

Second Edition

朱劲华　高璀乡　主编　　许争峰　主审

化学工业出版社

·北京·

《医学遗传学与优生学基础》（第二版）主要介绍了人类遗传的胚胎学基础、人类遗传的分子和细胞学基础、单基因遗传与单基因病、多基因遗传与多基因病、染色体畸变与染色体病、线粒体遗传病、优生学等遗传学及优生学的基础知识。在此基础上通过大量的临床病例分析，突出遗传学理论和方法在优生和医学临床实践上的应用。章末（除第十一章外）配有习题和参考答案。为方便教师教学和学生自学，本书配有电子课件。

本教材适用于医学相关类高职高专院校助产、护理、药学、医学影像（放射治疗技术）、医学检验及中西医结合等专业师生，也可用作相关专业的成人教育教材，还可作为科普类书籍供有关院校选修课教材使用以及供在职妇幼保健和计划生育工作者参考。

图书在版编目（CIP）数据

医学遗传学与优生学基础/朱劲华，高璀乡主编. —2版. 北京：化学工业出版社，2017.10（2024.8重印）

高职高专“十三五”规划教材

ISBN 978-7-122-30422-3

Ⅰ.①医… Ⅱ.①朱…②高… Ⅲ.①医学遗传学-高等职业教育-教材②优生学-高等职业教育-教材 Ⅳ.①R394 ②R169.1

中国版本图书馆CIP数据核字（2017）第195761号

责任编辑：旷英姿　李　瑾　　　装帧设计：王晓宇

责任校对：宋　夏

出版发行：化学工业出版社（北京市东城区青年湖南街13号　邮政编码100011）

印　　装：北京盛通数码印刷有限公司

787mm×1092mm　1/16　印张11　字数240千字　2024年8月北京第2版第5次印刷

购书咨询：010-64518888　　　售后服务：010-64518899

网　　址：http：//www. cip. com. cn

凡购买本书，如有缺损质量问题，本社销售中心负责调换。

定　　价：29.00元

编审人员

主　　编　朱劲华　高璀乡

副 主 编　王小荣　彭　坤　马常兰

主　　审　许争峰（南京市妇幼保健院）

编写人员（按姓名笔画排序）

马定远　南京市妇幼保健院

马常兰　江苏卫生健康职业学院

王小荣　永州职业技术学院

朱劲华　江苏卫生健康职业学院

孙晓燕　苏州卫生职业技术学院

李拴明　山西大同大学医学院

季修庆　南京市妇幼保健院

胡　平　南京市妇幼保健院

高璀乡　盐城卫生职业技术学院

曹媛媛　盐城市第一人民医院

彭　坤　重庆医药高等专科学校

前言

医学遗传与优生学是医学领域中发展迅速的前沿学科和交叉学科，是研究人类各种生命现象和疾病与遗传的关系，并通过遗传学理论指导优生和医学临床实践的一门学科，是助产专业及医学相关类高职教育中的一门不可缺少的基础课。

随着“优生优育”工作的深入与普及，培养与我国社会主义现代化建设要求相适应，德、智、体、美等方面全面发展的助产专业、护理专业、药学专业、医学影像（放射治疗技术）专业、医学检验专业、中西医结合专业的学生，使他们具有必需的遗传学与优生的基本知识、基本原理和实践技能应成为重要的教学任务。

根据高职教育特点，《医学遗传与优生学基础》编写内容坚持贴近学生、贴近社会、贴近岗位的原则，紧密结合临床助产工作的实际需要，突出“精简、新颖、科学、合理、可操作性强”的特点。具体表现为如下两个方面：一方面，以“必需、够用”为度，扼要地介绍了人类遗传的胚胎学基础、人类遗传的分子和细胞学基础、单基因遗传与单基因病、多基因遗传与多基因病、染色体畸变与染色体病、线粒体遗传病等遗传学知识；另一方面，重点突出遗传学理论和方法在优生和医学临床实践上的应用，特别是插入大量有趣新颖、实用性强的阅读材料（包括常见遗传病病例分析、理论研究前沿聚焦、知识拓展及优生指南等）来展示遗传与优生学的应用性和实践性，以激发学生的学习兴趣与热情。为了使学生全面系统地掌握人类遗传与优生的基本知识，在知识储备上再提高一步，跟上时代的步伐，我们在第一版的基础上作了大量的修订，对近几年的新知识进行了补充，增加了线粒体遗传病、实验指导等内容。为方便教学，本书还配有电子课件，使用本教材的学校可以与化学工业出版社联系（cipedu@163.com），免费索取。

本教材由江苏卫生健康职业学院朱劲华、盐城卫生职业技术学院高璀乡主编，南京市妇幼保健院产前诊断中心主任许争峰教授主审，编者都来自教学及临床工作第一线。本书在编写过程中得到了南京市妇幼保健院、江苏卫生健康职业学院、永州职业技术学院、重庆医药高等专科学校、山西大同大学医学院、苏州卫生职业技术学院、盐城卫生职业技术学院和盐城市第一人民医院的大力支持和帮助，在此表示衷心感谢！

限于编者学识水平和编写能力有限，书中疏漏之处在所难免，敬请同行和读者提出宝贵意见。

编者

2017 年 7 月

第一版前言

医学遗传与优生学是医学领域中发展迅速的前沿学科和交叉学科，是研究人类各种生命现象和疾病与遗传的关系并通过遗传学理论指导优生和医学临床实践的一门学科，是助产专业及医学相关类高职高专教育中不可缺少的一门基础课。

随着“计划生育、优生优育”工作的深入与普及，培养与我国社会主义现代化建设要求相适应，德、智、体、美等方面全面发展的助产专业、护理专业、药学专业、医学影像（放射治疗技术）专业、医学检验专业、中西医结合专业的学生，使他们具有必需的遗传学与优生的基本知识、基本原理和实践技能应成为重要的教学任务。

本书由高职院校具有丰富教学经验的教师及妇幼保健院具有丰富临床经验的一线医生参与编写。本教材编写内容贴近学生、贴近社会、贴近临床助产工作的实际需要，突出“精简、新颖、科学、合理、可操作性强”的特点。具体表现为如下两个方面：一方面，以“必需、够用”为度，扼要地介绍了人类遗传的胚胎学基础、人类遗传的分子和细胞学基础、单基因遗传与单基因病、多基因遗传与多基因病、染色体畸变与染色体病等遗传学知识；另一方面，重点突出遗传学理论和方法在优生和医学临床实践上的应用，特别是插入大量有趣新颖、实用性强的阅读材料（包括常见遗传病临床病例分析、理论研究前沿聚焦、知识拓展及优生指南等）来展示优生与遗传学的应用性和实践性，以激发学生的学习热情。

本教材适用于医学相关类高职高专院校助产、护理、药学、医学影像（放射治疗技术）、医学检验及中西医结合等专业师生，也可用于相关专业的成人教育教材，还可作为科普类书籍供有关院校选修课教材使用，供在职妇幼保健和计划生育等人员参考。

本书由南京市妇幼保健院“产前诊断中心”主任许争峰教授主审。在编写过程中得到了永州职业技术学院、重庆医药高等专科学校、山西大同大学医学院、苏州卫生职业技术学院和盐城市第一人民医院的大力支持和帮助，在此表示衷心感谢！

限于编者学识水平和编写能力有限，书中难免疏漏之处，敬请同行和读者提出宝贵意见。

编者

2011年3月

目录

第一章 绪论

第二章　人类遗传及优生的胚胎学基础

第三章　人类遗传的细胞基础

第四章 人类遗传的分子基础

第五章 单基因遗传与单基因病

第六章 多基因遗传与多基因病

第七章 线粒体遗传与线粒体遗传病

第八章 染色体畸变与染色体病

第九章　遗传病的诊断、治疗和遗传咨询

第十章　优　生

第十一章　实验指导

第一章 绪论

第一节　医学遗传学的研究目的及范围

医学遗传学是医学与遗传学相结合的一门边缘科学，它研究人类遗传性疾病的发生机制、传递方式、发展规律，为遗传病的诊断、预防、治疗提供科学依据和手段，从而控制遗传病在家庭或者群体中的发生，提高人类健康水平和人口素质。

近百年来，随着医学和生命科学的发展，人类已逐步从分子水平、细胞水平、个体水平和群体水平等各个不同层次去研究医学遗传学的各种问题，使其研究范围逐渐拓展，形成了医学遗传学许多分支学科，其中主要有：

① 细胞遗传学　用形态学的方法，研究人类染色体的结构和数目畸变的类型、产生机制、发生频率及其与遗传性疾病的关系。

② 生化遗传学　用生物化学的方法，研究突变基因所致蛋白质或酶合成异常与遗传病的关系等内容，使人们认识到分子病和遗传性代谢病对人类健康的危害。

③ 分子遗传学　用分子生物学的方法，研究人类基因的结构、突变、表达及其调控，揭示遗传病的本质，为遗传病的基因诊断、基因治疗及预防提供理论依据。

④ 群体遗传学　研究群体中基因的行为。探讨人类正常和病理性状在群体中分布及变迁的规律，了解遗传病在人类群体中的流行动向，为预防和监测遗传病提供必要的理论依据。

⑤ 免疫遗传学　研究免疫现象的遗传基础。从分子水平阐明人类免疫现象的遗传和变异规律以及与遗传有关免疫性疾病的遗传背景，为临床输血及异体器官移植中供体的选择提供理论指导。

⑥ 药物遗传学　研究药物反应个体差异的遗传基础。在理论上，它从一个侧面

阐明遗传易感性的物质基础；在实践上，为指导医生用药的个体化原则提供理论根据。

⑦ 辐射遗传学　研究辐射对生物产生的遗传效应，制定各种监测和预防措施，保护人类的遗传物质免受辐射作用的损害。

⑧ 毒理遗传学　用遗传学方法研究环境因素对遗传物质的损伤及作用机制。具体包括致变、致癌及致畸的“三致”效应及其检测方法和评价手段。

⑨ 体细胞遗传学　通过体细胞，特别是离体培养的体细胞研究基因的作用。它对基因定位的调节、细胞分化、个体发育、肿瘤的发生以及基因治疗都提供了重要的研究手段。

⑩ 行为遗传学　研究基因对人类和动物行为的影响。它对阐明人类正常及异常的社会行为、个性、智力、神经病和精神病的发生和表现都极为重要。

⑪ 发育遗传学　研究基因对发育过程的表达和调控，包括出生缺陷的发生机制等。

⑫ 肿瘤遗传学　研究肿瘤发生发展的遗传因素，研究恶变、发展、转移的遗传基础。它不仅有助于探讨肿瘤的病因和发病机制，而且对肿瘤的早期诊断、预后和防治提供科学根据。

⑬ 基因工程学　基因工程是一种新技术，即将基因加以人工改造而表达为新性状的科学，在人类遗传病的基因诊断及基因治疗中有重要作用。

⑭ 优生学　是用遗传学的原理和手段来提高人类素质的一门科学。

第二节　医学遗传学研究的技术与方法

医学遗传学的发展十分迅速，广泛地采用了细胞学、生物化学、免疫学、生物统计学等研究技术和方法。医学遗传学的研究方法需针对不同的研究目的而设计。这里主要介绍一些为确定某种疾病是否有遗传因素参与而常用的方法。

一、群体筛查法

采用一种或几种简便、准确的方法，对某一人群进行某种遗传病或性状的普查。这种普查需在一般人群和特定人群（例如患者亲属）中进行。通过患者亲属发病率与一般人群发病率比较，及发病年龄的研究，从而确定该病与遗传是否有关。如果患者亲属发病率高于一般人群，且有特定的发病年龄，则可以认为该病有遗传基础。由于同一家族成员往往有相同或相似的生活环境，故在确定某病亲属患病率是否较高时，应排除环境因素影响的可能性。通常采用的方法是：①将血缘亲属与非血缘亲属加以比较。此时应该见到血缘亲属患病率高于非血缘亲属。②养子女调查，即调查患者寄养子女与养母亲生子女间患病率的差异。

二、系谱分析法

系谱分析是根据先证者线索收集全家族成员的发病情况，绘制成系谱，依系谱特征进行分析，确定疾病的遗传方式，开展遗传咨询，进行产前诊断，探讨遗传异质性。

三、双生子法

双生子分两种：一种称为单卵双生（同卵双生，monozygotic twin，MZ），是受精卵在第一次卵裂后，每个子细胞各发育成一个胚胎，故它们的性别相同，遗传特性及表型特征也基本相同；另一种称为双卵双生（异卵双生，dizygotic twin，DZ），来源于两个卵子，分别与精子受精而发育成的两个胚胎，故其性别不一定相同，遗传特征及表型仅有某些相似。两种双生子可从外貌特征、皮纹、血型、同工酶谱、血清型、HLA 型或 DNA 多态性加以鉴定。单卵双生子在不同环境中生长发育可以研究不同环境对表型的影响；双卵双生子在同一环境中发育生长可以研究不同基因型的表型效应。通过比较单卵双生和双卵双生某一性状（或疾病）的发生一致性，可以估计该性状（或疾病）发生中遗传因素所起作用的大小。一般可用发病一致率（同病率）来表示。

发病一致率(%)＝同病双生子对数/总双生子(单卵或双卵)对数×100

如果某一疾病在两种双生子中的发病一致率没有显著性差异，说明该病主要受环境因素的影响，如果发病一致率存在显著差异，说明该病的发生与遗传因素有关。

四、种族差异比较法

种族是在地理和文化上相对隔离的群体，也是在繁殖上隔离的人群。世界上主要的人种有 6 种，即高加索人（白种人）、黑种人、亚洲蒙古种人、美洲印第安人、澳大利亚种人及巴斯克人（西班牙及法国南郊）。各个种族的基因库（群体中包含的总的遗传信息）彼此不同。不同种族的肤色、发型、发色、虹膜颜色、颧骨外形、身材等外部形态性状都显示出遗传学差异。它们之间在血型、组织相容性抗原（HLA）类型、血清型、同工酶谱等的基因型频率也不相同。因此，如果某种疾病在不同种族中的发病率、临床表现、发病年龄和性别、合并症有显著差异，则应考虑该病与遗传密切有关。例如中国人的鼻咽癌发病率在世界上居首位，在中国出生侨居美国的华侨鼻咽癌发病率比当地美国人高 34 倍。当然，不同种族生活的地理环境、气候条件、饮食习惯、社会经济状况等方面也各不相同，故在调查不同种族发病率及发病情况时，应严格排除这类环境因素的影响。为此，这种调查常安排在不同种族居民混杂居住的地区进行，最好选择生活习惯和经济条件比较接近的对象。

五、疾病组分分析

疾病组分分析是指对待比较复杂的疾病，特别是其发病机制未完全弄清的疾病，如果需要研究其遗传因素，可以将疾病“拆开”来，对其某一发病环节（组分）进行单独的遗传学研究。这种研究方法又称为亚临床标记研究。如果证明所研究的疾病组分受遗传控制，则可认为这种疾病是有遗传基础的。例如，冠心病是一种有复杂病因的疾病，高血脂是其组分之一，已知家族性高胆固醇血症是常染色体显性遗传，可以认为冠心病也具有遗传基础。

六、分子生物学方法

分子生物学方法主要是采用基因克隆、基因定位等方法，寻找已经确定与遗传因素有关的疾病的基因，最终将基因定位于染色体的具体位点，并克隆出与疾病相关的基因，研究疾病在分子水平的产生机制，为遗传病的诊断、治疗、预防提供新的方法。人类基因组全序列的测定为寻找疾病的相关基因提供了良好的基础与手段。

第三节 遗传性疾病概述

一、遗传因素在疾病发生中的作用

任何疾病的发生都是环境因素与遗传因素相互作用的结果。但在某一具体疾病发生中，环境因素与遗传因素的相对重要性则要具体分析。大致有以下四种情况。

(1) 完全由环境因素决定发病，与遗传无关 例如某些烈性传染病、外伤等。

(2) 完全由遗传因素决定发病，看不到环境因素作用 例如白化病、先天聋哑、甲型血友病及染色体病等。

(3) 基本上由遗传决定，但需要环境中的一定诱因才发病的疾病 如蚕豆病患者只有在吃蚕豆或可诱发溶血性贫血的药物时才发病，苯丙酮尿症如不吃苯丙氨酸含量多的食物就可避免发病等。

(4) 环境因素与遗传因素对发病都有作用 遗传因素提供了疾病发生的必要的遗传背景，环境因素促使疾病表现出相应的症状和体征。例如，哮喘发病的遗传因素约占80%，环境因素占20%；而在消化性溃疡的发病因素中，遗传因素约占30%，环境因素作用较大，可占70%左右。

二、遗传性疾病的概念及特征

遗传性疾病简称遗传病，是指生殖细胞或受精卵的遗传物质（染色体和基因）发生异常改变（主要是突变或畸变）所引起的疾病。

根据定义，遗传病有以下几个特征。

(1) 垂直传递 遗传病不同于传染病的水平传递，而是具有上代往下代传递的特点。但不是每个遗传病的家系中都可观察到这一现象。因为隐性遗传病的致病基因虽然是垂直传递，但是杂合子携带者表型正常，看不到垂直传递现象；有些遗传病特别是染色体异常的患者，由于活不到生育年龄或不育，也观察不到垂直传递的现象。

(2) 遗传病的病因是遗传物质的改变 这是遗传的物质基础，也是遗传病不同于其他疾病的主要依据。

(3) 生殖细胞或受精卵的遗传物质发生改变 不是任何细胞的遗传物质改变都可以传给下代，所以必须强调生殖细胞或受精卵的遗传物质发生改变，例如人在遭受电离辐射后可以产生放射病，此时，皮肤细胞、骨髓细胞等体细胞的遗传物质可以发生改变，但放射病不能传给下一代。如果体细胞遗传物质突变传给了子细胞，这种情况可以认为是一种体细胞遗传病，有人将肿瘤看成是一种体细胞遗传病。

(4) 终生性 虽然积极的治疗可以减轻患者症状，但是不能改变遗传的物质基础，所以遗传病终身难以治愈。

(5) 家族性 遗传病由于共同的致病基因继承往往表现有发病的家族聚集性，如一些显性遗传病常表现为在亲代与子代间代代相传。但常染色体隐性遗传病多表现为散发病例而看不到家族聚集性。

(6) 先天性 许多遗传病在出生后即可见到，因此大多数先天性疾病实际上是遗传病，但也有某些先天性疾病是在子宫中获得的，如风疹病毒感染引起的某些先天性心脏病、药物引起的畸形等。反之，有些出生时未表现出来的疾病，也可以是遗传病。如原发性血色病是一种铁代谢障碍疾病，但铁要积存到15g以上才发病，故80%病例发病年龄在40岁以上。

三、遗传病的分类

遗传病是细胞内的遗传物质发生改变而导致的疾病。遗传病一般分为基因病与染色体病。基因病又分为单基因病和多基因病。此外，根据细胞的种类及遗传物质的位置，又分为体细胞遗传病和线粒体遗传病。

1. 单基因病

单基因病是一对等位基因控制的疾病。根据基因所在的染色体不同以及控制疾病基因的显性和隐性区别，又可分为常染色体显性遗传病、常染色体隐性遗传病、X连锁显性遗传病、X连锁隐性遗传病、Y连锁遗传病。

2. 多基因遗传

多基因遗传病是由多对基因控制并且受环境因素影响的一类复杂疾病，一般具有家族聚集性。

3. 染色体病

染色体病是指人类染色体数目异常或结构异常导致的遗传性疾病。由于生殖细胞发生过程中或者受精卵早期分裂过程中产生染色体的畸变，导致胚胎细胞的染色体异常，致使胚胎发育异常，产生一系列临床症状的综合征。根据染色体异常的类型又可分为常染色体异常综合征、性染色体异常综合征。

4. 线粒体遗传病

线粒体是细胞内的一个重要的细胞器，是除了细胞核之外唯一含有DNA的细胞器，具有自己的蛋白质翻译系统和遗传密码。线粒体遗传病是由于线粒体基因突变而导致的疾病。因为线粒体遗传是独立于细胞核以外的半自主性遗传，受精卵中的线粒体完全来自于卵细胞，所以，线粒体遗传病属于细胞质遗传，又称为母系遗传病。

5. 体细胞遗传病

肿瘤起源于体细胞遗传物质的突变，尽管这种突变不会传给后代，但是可以在体内随着细胞的分裂而不断传给新产生的子代细胞，所以肿瘤被称为体细胞遗传病。各种肿瘤的发生都涉及特定的组织细胞中的染色体、癌基因、抑癌基因的改变。有的先天畸形是在发育过程中某些细胞的遗传物质改变而引起的，所以这些先天性畸形也属于体细胞遗传病，如孕期感染风疹病毒导致的先天性心脏病。

第四节　医学遗传与优生的关系

医学遗传与优生之间存在着密切的联系。医学遗传是以遗传病作为研究对象，研究遗传的本质和规律，而优生则是运用遗传学知识来降低遗传病的发病率和提高人类遗传素质的综合性和应用性的科学。人类种族素质包括体质和智力的差异，是遗传或与遗传有关的，因此遗传是优生等自然科学的主要理论基础，为了达到优生的目的，实施优生，则必须掌握有关的医学遗传的基本理论、基本知识和基本技术。

根据所采取的优生措施不同，优生学分为正优生和负优生。前者的着眼点是研究如何维持或增加人群中的有利基因或基因频率以及有利的等位基因组合，来改进人类的遗传素质，这方面的措施有改善人类生存环境、人工授精、试管婴儿培育等。后者则是应用现代医学有关优生的知识与技术来预防有严重遗传病或先天性疾病的个体出生，以降低不利基因的频率和等位基因组合，目前国内外所实行的婚前检查、适龄生育、宫内诊断、选择性流产等都属于这一范畴。

我国有超过13亿的人口，每年出生婴儿近2000万，而且鼓励一对夫妇只生一个孩子，随着物质和文化生活水平的提高，作为严重危害人类健康的遗传病在各类疾病的比例中呈上升趋势，目前已知，单纯由遗传因素引起的单基因病及染色体病已达数千种。因此，普及并提高包括医学遗传学在内的优生知识和技术，减少各类有先天缺陷的患儿出生，对于提高人们的生活质量、维持社会的和谐与稳定极为重要。

习　题

一、填空题

1. 任何疾病的发生都是________因素与________因素相互作用的结果。

2. 医学遗传学的研究涉及________水平、________水平、________水平和________水平等不同层次。

二、简答题

1. 试述遗传性疾病的概念、特征及类型。

2. 简述医学遗传与优生的关系。

【参考答案】

一、填空题

1. 环境　遗传

2. 分子　细胞　个体　群体

二、简答题

1. 答：遗传性疾病简称遗传病，广义遗传病是指细胞内遗传物质改变所引起的疾病，包括不能传递给后代的体细胞遗传病。传统的遗传病的概念特指生殖细胞或受精卵的遗传物质（染色体和基因）发生突变（或畸变）所引起的疾病，可以在上下代之间按一定方式垂直传递。

一般来说，遗传病具有下列特征：①遗传物质发生改变；②遗传物质异常发生在生殖细胞或受精卵；③垂直传递；④终生性；⑤家族性；⑥先天性。

遗传病一般分为基因病与染色体病两大类。基因病主要包括单基因病和多基因病，根据致病基因存在位置的特殊性，又分出体细胞遗传病和线粒体遗传病。

2. 答：医学遗传与优生之间存在着密切的联系。医学遗传是以遗传病作为研究对象，研究遗传的本质和规律，而优生则是运用遗传学知识来降低遗传病的发病率和提高人类遗传素质的综合性和应用性的科学。

第二章

人类遗传及优生的胚胎学基础

学习目标

1. 掌握：配子发生过程；受精过程。
2. 熟悉：胚胎早期发育的过程及特点。
3. 了解：胚胎发育的进程。

人胚胎在母体子宫中发育经历38周（约266天），可分为三个时期：①从受精到第2周末二胚层胚盘出现为**胚前期**；②从第3周至第8周末为**胚期**，于此期末，胚的各器官、系统与外形发育初具雏形；③从第9周至出生为**胎期**，此期内的胎儿逐渐长大，各器官、系统继续发育成形，部分器官出现一定的功能活动。胚胎发育的过程受遗传物质及环境因子的调控和影响，同时，精子、卵子发生、受精或胚胎发育过程中的异常，会导致各种先天畸形及遗传病的发生。所以，胚胎学是遗传及优生的基础。

临床应用

测算胎龄和预产期

1. 测算胎龄　测算胎龄的方法有月经龄和受精龄两种。

(1) 月经龄　从孕妇末次月经的第一天算起至胎儿娩出为止，共计280天。

以 28 天为一个妊娠月，则为 10 个月。妇产科常用此法。

(2) 受精龄　月经龄计算法与实际胎龄并不一致，因为排卵通常是在月经周期的第 14 天左右，故实际胎龄应从受精日算起，即受精龄应为 280 天－14 天＝266 天，实为 9 个半月。胚胎学常用此方法。

2. 推算预产期　从末次月经第 1 天算起，减去 3 个月加 7 天再加 1 年即是。可概括为年加 1，月减 3，天加 7。例如，孕妇末次月经是 2016 年 10 月 1 日，则其预产期是 2017 年 7 月 8 日。

第一节　配子发生

配子发生是指精子和卵子形成的过程，它们一般经过增殖、生长、成熟等时期（图 2-1）。但两者也有某些差异，如精子发生的成熟期后还有变态的阶段。两者的主要特征是：在成熟期都要进行减数分裂，染色体的数目由二倍体数（$2n=46$）变为单倍体数（$n=23$），即由原来的 46 条变为 23 条。

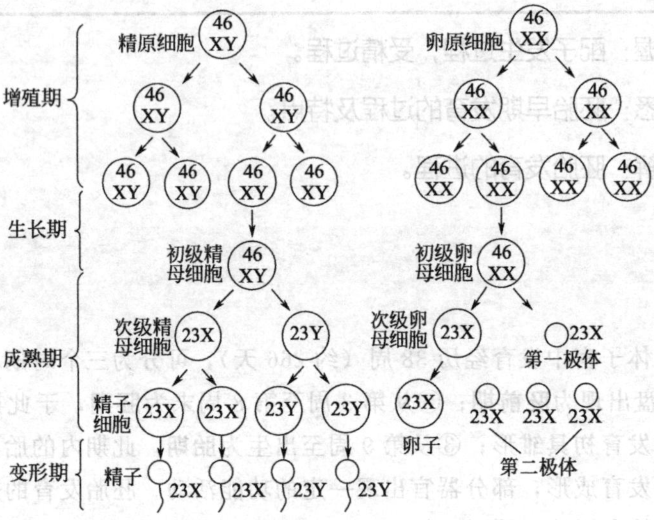

图 2-1　精子和卵子的发生

一、精子的发生

精子在男性睾丸里产生。原始的生精细胞为精原细胞，可通过有丝分裂增殖。从青春期开始，部分精原细胞进入生长期，体积增大成为初级精母细胞。精原细胞和初级精母细胞的染色体数目像其他的体细胞一样，都是二倍体数（$2n=46$）。初级精母细胞经第一次减数分裂后形成两个次级精母细胞，每个次级精母细胞的染色体为 23 条，但其中的每条染色体含 2 条染色单体。次级精母细胞再经过第二次减数分裂，形成精细胞。

精细胞的染色体仍为 23 条，但染色体为染色单体型。结果一个初级精母细胞经过减数分裂后形成四个单倍体（$n=23$）精细胞，且其中两个精细胞含有 X 性染色体，另两个精细胞含 Y 性染色体（图 2-1）。精细胞再经过变形期而成为具有头、颈和尾的精子。精子的形成自青春期开始，不断地进行，一般约需 70 天完成一个周期。

临床应用

隐睾症

精子生成需要适宜的温度，阴囊内温度较腹腔内温度低 2℃左右，适于精子的生成。在胚胎发育期间，由于某种原因睾丸不降入阴囊而停留在腹腔内或腹股沟内，称隐睾症，患者生精小管不能正常发育，无精子产生。如果对发育成熟的动物睾丸进行加温处理，或施行实验性隐睾术，则可观察到生精细胞退化萎缩。

二、卵子的发生

人类卵子的发生过程与精子的发生过程基本相似。在女性卵巢中有大量的卵原细胞，卵原细胞经有丝分裂而增殖，生长期中，卵原细胞的体积增大，分化成初级卵母细胞。成熟期，初级卵母细胞进行第一次减数分裂，形成一个体积较大的次级卵母细胞和一个体积很小的第一极体。次级卵母细胞再经第二次减数分裂，形成一个体积较大的卵母细胞（称卵子）和一个体积很小的第二极体，同时第一极体也随之分裂形成两个第二极体（图 2-1）。结果，一个初级卵母细胞经过减数分裂后，形成一个单倍体卵细胞和三个单倍体极体，且都有一条 X 染色体。三个极体都将退化消失。

知识拓展

卵泡发育、排卵及黄体形成

青春期以后，女性卵巢的原始卵泡开始发育、生长、成熟、排卵及黄体的形成和退缩的周期性活动。从青春期开始，卵巢皮质于每个月均有一个成熟的卵泡可排出卵子，其发育的过程为：原始卵泡（含初级卵母细胞）、生长卵泡（含初级卵母细胞）、成熟卵泡（含次级卵母细胞）。排卵现象的产生，主要是因为卵泡分泌雌激素的量增加，此增加诱发黄体生成素（LH）的大量分泌形成 LH 峰，刺激发育成熟的卵泡排卵。排卵后，在大量 LH 的作用下，残留在卵泡内的颗粒细胞与内膜细胞形成具有内分泌功能的细胞团，新鲜时呈黄色，故称为黄体。倘若卵子未受精，黄体维持 2 周即退缩，称为月经黄体；如卵子受精，黄体继续长大，则称为妊娠黄体。

在人的卵子发生过程中，卵原细胞的增殖期和生长期在胚胎时期已完成，并开始进行成熟期的减数分裂，且所有初级卵母细胞均停止在减数分裂前期Ⅰ的双线期，长达十几年或数十年不等。性成熟后，一般每月只有一个初级卵母细胞完成第一次减数分裂，形成次级卵母细胞，并停留在中期Ⅱ。排卵就是将次级卵母细胞由卵巢排出。排出的卵（次级卵母细胞）如能受精，则在受精的同时，次级卵母细胞完成第二次减数分裂，形成一个成熟的卵细胞（卵子）和一个第 2 极体。如未受精，次级卵母细胞不能完成第二次减数分裂而退化消失。

临床应用

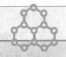

精子、卵子发生特点及临床意义

女性初级卵母细胞长期处于减数分裂的前期Ⅰ（从女婴出生前 3 个月开始），随母亲年龄的增长，卵母细胞老化，染色体不分离的可能性增高，因而易形成异常配子，导致出生异常患儿的可能性增高，此即母亲年龄效应。而男性精子的发生周期仅 70 天左右，所以父亲的年龄一般对精子发生影响不大。

第二节 受精与胚胎发育

一、精子和卵子的结构

人类精细胞经过变态发育过程，形成精子。成熟的精子形如蝌蚪，长约 60μm，由头部和尾部两部分组成。头内有一个高度浓缩的细胞核，核的前 2/3 有**顶体**覆盖。顶体实质上是一个很大的溶酶体，内含多种水解酶，如顶体蛋白酶、透明质酸酶、酸性磷酸酶等。在受精时，精子释放顶体酶消化卵子外面的结构，进入卵内。精子尾部又称鞭毛，是精子的运动装置。尾部可分为颈段、中段、主段和末段四部分。颈段很短，其内有两个相互垂直的中心粒。其他三段内的主要结构是由中心粒发出的轴丝，由 9+2 排列的微管组成。中段短，在轴丝外包有线粒体鞘，为鞭毛的运动提供能量。主段长，没有线粒体鞘，代之以纤维鞘。末段短，仅有轴丝（图 2-2）。

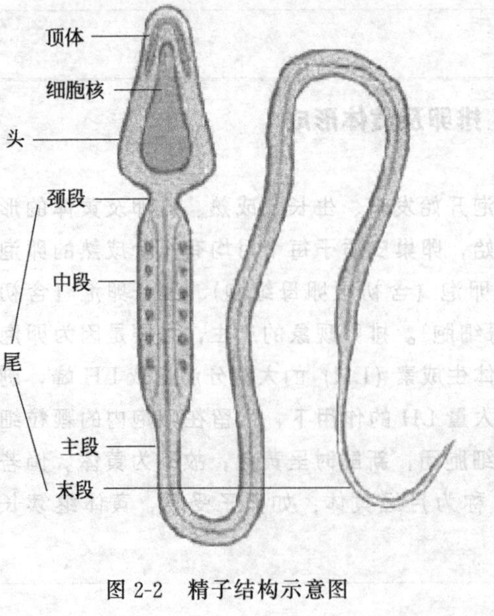

图 2-2 精子结构示意图

知识拓展

精子的运输、储存和释放

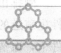

新生的精子释入生精小管管腔内，本身并没有运动能力，而是靠小管外周肌样细胞的收缩和管腔液的移动运送至附睾内。在附睾内精子进一步成熟，并获得运动能力。附睾内可储存少量的精子，大量的精子则储存于输精管及其壶腹部。在性活动中，通过输精管的蠕动把精子运送至尿道。精子与附睾、精囊腺、前列腺和尿道球腺的分泌物混合形成精液，在性高潮时射出体外。正常男子每次射出精液 3～6ml，每毫升精液约含 2000 万到 4 亿个精子，少于 2000 万个精子不易使卵子受精。

人卵是一个大型的单个细胞，储存有大量的营养供胚胎发育所用。人卵的直径约为 0.1mm。卵的细胞质中富含蛋白质、脂类和多糖的营养成分称为卵黄，它们通常存在于卵黄颗粒中。卵的外面具有外被，其成分主要是糖蛋白，称**透明带**，其作用是保护卵子，阻止异种精子进入。卵的浅层胞质内含大量分泌性囊泡，称为**皮质颗粒**。

二、受精

受精包括精子的获能、顶体反应、透明带反应、原核形成和融合等过程（图 2-3）。

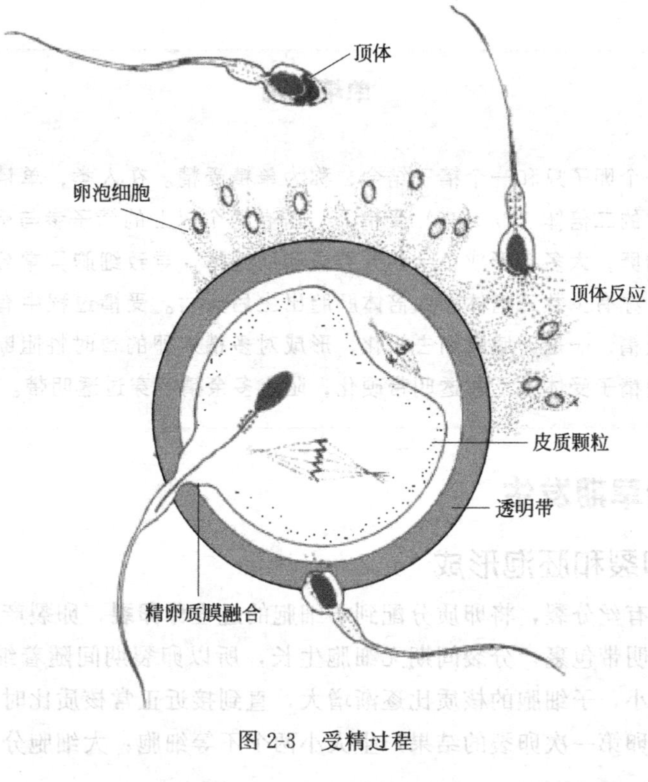

图 2-3　受精过程

刚排出的精子虽有运动能力，但不能穿过卵子周围的放射冠和透明带，只有接触女性生殖道的分泌物（获能因子），才具有受精能力，这种作用称为**精子获能**。在体外条件下，血清白蛋白、高密度脂蛋白、氨基聚糖、孕酮、钙离子载体等均可促进精子获能。获能后精子表面阻止受精的附睾蛋白和精浆蛋白被除去或改变，质膜胆固醇流失，与卵子结合的受体暴露。获能期间，钙通道被激活；耗氧量和糖酵解明显增加，pH 升高，腺苷酸环化酶激活，导致胞内 cAMP 含量升高，蛋白激酶 A 活化，精子活力增加，顶体酶原转化为有活性的顶体酶。

获能的精子首先释放透明质酸酶解离放射冠的卵泡细胞，到达透明带，然后精子通过质膜表面的 ZP 结合蛋白与次级卵母细胞透明带发生识别，诱发**顶体反应**（图 2-3），即顶体以外排的方式释放出水解酶，溶蚀卵子周围的细胞和透明带，形成精子穿过的通道。精子穿过透明带，到达卵周隙后，位于精子头后部质膜的受精素（ADAM）与次级卵母细胞质膜上的整合素发生识别和结合，并启动精子与次级卵母细胞的质膜融合（图 2-3）。精卵结合后，卵子浅层胞质内的皮质颗粒立即释放酶类，引起透明带结构变化，糖蛋白（精子受体 ZP3）变性，称为**透明带反应**。精子的刺激使处于休眠状态的卵子被激活，重新回到减数分裂阶段，迅速完成第二次分裂，释放极体。此时精子和卵子的细胞核分别称为**雄原核和雌原核**。两个原核逐渐在细胞中部靠拢，核膜随即消失，染色体混合，形成二倍体的**受精卵**，又称**合子**。受精后精子的核、中心粒（鞭毛基粒）和线粒体均注入卵中，但受精卵中只有母本线粒体可以存活，所以线粒体表现为**母系遗传**。

知识拓展

单精受精

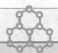

通常一个卵子只和一个精子结合，称为单精受精。在人类，单精受精可以保证形成正常的二倍体（$2n=46$）受精卵。若有两个以上的精子参与受精，将产生多倍体受精卵，大多会形成多余的分裂极和纺锤体，导致细胞异常分裂而使胚胎发育终止，亦有少数三倍体、四倍体胚胎出生后夭亡。受精过程中有两种机制可保证单精受精，一是卵膜瞬间去极化，形成对多精入卵的暂时性阻断；二是透明带反应，使精子受体失活和透明带硬化，阻止多余精子穿过透明带。

三、胚胎早期发生

（一）卵裂和胚泡形成

受精卵经过有丝分裂，将卵质分配到子细胞的过程称**卵裂**，卵裂产生的细胞称**卵裂球**。子细胞被透明带包裹，分裂间期无细胞生长，所以卵裂期间随着细胞数目的增多，细胞体积越来越小，子细胞的核质比逐渐增大，直到接近正常核质比时，分裂球才开始生长。人类受精卵第一次卵裂的结果产生大小两个不等细胞：大细胞分裂增生将形成内细胞团，未来发育成胚体和部分胎膜；而小细胞演化形成绒毛膜和胎盘的一部分。

随着卵裂球数目的增加，到第 3 天时，卵裂球达 12～16 个，组成一个实心胚，外观如桑葚，称**桑葚胚**。此时已由输卵管运行到子宫腔。当卵裂球增至 100 个左右时，细胞间出现一些小的腔隙，随之融合为一个大腔，腔内充满液体，此时透明带开始溶解，胚呈囊泡状，称**胚泡**，中心的腔称**胚泡腔**。胚泡壁由一层扁平细胞构成，与吸收营养有关，称**滋养层**，腔内一侧有一群细胞，称**内细胞群**（图 2-4）。

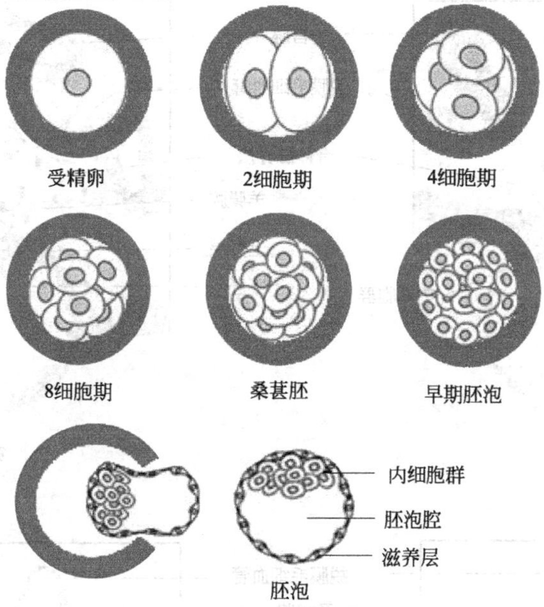

图 2-4　早期卵裂与胚泡形成

（二）植入

胚泡逐渐埋入子宫内膜的过程称**植入**，又称**着床**。植入约于受精后第 5～6 天开始，第 11～12 天完成。植入时，内细胞群侧的滋养层先与子宫内膜接触，并分泌蛋白酶，消化与其接触的宫内膜组织，胚泡则沿着被消化组织的缺口逐渐埋入内膜功能层。

临床应用

植入部位异常

胚泡的植入部位通常在子宫体和底部，后壁多于前壁。若植入位于近子宫颈处，将形成**前置胎盘**，分娩时胎盘可堵塞产道，导致胎儿娩出困难。若植入在子宫体腔以外的部位，称异位妊娠，以输卵管妊娠最多见，习惯上称**宫外孕**，异位妊娠胚胎多因营养供应不足而早期死亡；少数植入输卵管的胚胎发育到较大后会引起输卵管破裂和大出血。

在植入过程中，滋养层细胞迅速增殖，并分化为内、外两层。外层细胞间的细胞界限消失，称**合体滋养层**；内层由单层立方细胞组成，称**细胞滋养层**。细胞滋养层细胞有分裂能力，可不断产生新细胞加入合体滋养层。胚泡全部植入子宫内膜后，缺口修复，植入完成。此时，合体滋养层内出现腔隙，称**滋养层陷窝**，其内含有母体血液（图 2-5）。

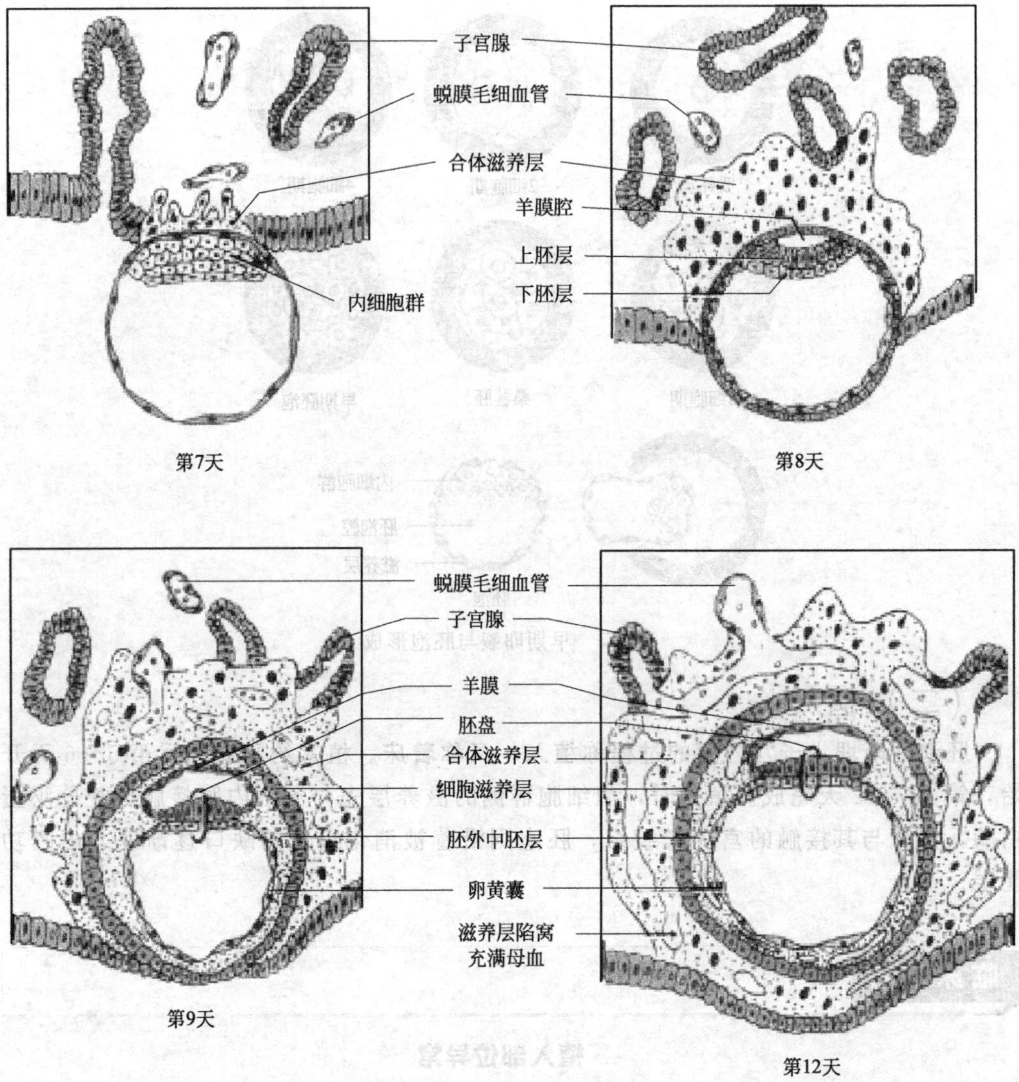

图 2-5　植入及二胚层胚盘形成

胚泡植入时，子宫内膜处于分泌期，在孕酮作用下，子宫内膜腺体增大弯曲，腺腔中含有大量黏液及糖原。内膜血管充血，结缔组织细胞肥大。月经周期变化暂时停止。此时的子宫内膜称**蜕膜**。根据蜕膜和胚泡的位置关系，蜕膜可分三部分。a. **包蜕膜**：覆盖在胚泡宫腔表面的子宫内膜。b. **基蜕膜**：胚泡植入深处的子宫内膜，将来发育成胎盘的母体部分。c. **壁蜕膜**：胚泡植入处以外的其他子宫内膜（图 2-6）。

前沿聚焦

体外受精技术与试管婴儿

体外受精技术是指用人工的方法取出卵子，使其与获能的精子在试管内受精，发育到8细胞期或早期胚泡，然后再移植入母体处于分泌期的子宫内发育直到分娩，这种由体外受精和胚胎移植技术产生的胎儿称为"试管婴儿"。目前，体外受精获得的早期人胚经冷冻保存后再移植入子宫也获得成活。1978年7月25日，英国学者采用人卵母细胞体外受精和胚胎移植技术，成功地诞生了世界第一例试管婴儿。我国大陆第一例试管婴儿于1988年在北京诞生。1995年2月我国首例冷冻胚胎移植的试管婴儿在北京诞生。

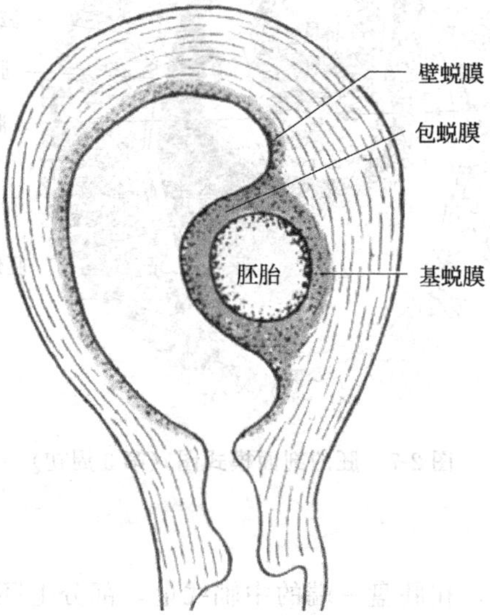

图2-6　胚胎与子宫蜕膜的关系示意图

（三）胚层形成、分化及胚体形成

胚胎发育第2周，内细胞群和滋养层细胞分别同时增生演化。

1．二胚层时期

胚泡继续发育，部分位于外表面的细胞通过各种细胞运动方式（如移入、内卷、内陷）进入内部从而形成一个二层或三层的原肠胚。这种细胞迁移运动过程称为**原肠形成**。原来的囊胚腔亦随原肠腔的形成而逐渐消失。

（1）内细胞群分化　具有全能分化潜力的内细胞群细胞增殖分化，逐渐形成一个圆盘状的胚盘，此时胚盘由上、下两个胚层组成，称**二胚层胚盘**（图2-5）。**上胚层**为邻近滋养层的一层柱状细胞，**下胚层**是位居胚泡腔侧的一层立方细胞，两层紧贴在一起，其间隔着一层基膜。以后，在上胚层与细胞滋养层之间出现一个腔，称**羊膜腔**。上胚层构成羊膜腔的底。下胚层的周缘细胞向腹侧延伸形成卵黄囊，下胚层构成卵黄囊的顶。羊膜腔的底（上胚层）和卵黄囊顶（下胚层）共同构成的胚盘是人体的原基。滋养层、羊膜腔和卵黄囊则是提供营养和起保护作用的胎儿附属结构。

（2）滋养层分化　胚泡腔内出现松散分布的星状细胞和细胞外基质，充填于细胞滋养层羊膜腔和卵黄囊之间，称**胚外中胚层**（图 2-5）。之后，胚外中胚层细胞间出现一些小间隙，逐渐合并成一个大腔，称**胚外体腔**（图 2-7）。胚外体腔的出现，把胚外中胚层分为两部分，衬在滋养层内面和羊膜腔外周的部分称**胚外中胚层壁层**；覆盖在卵黄囊外面的部分，称**胚外中胚层的脏层**。连接羊膜囊和滋养层的胚外中胚层，称**体蒂**（图 2-7），它是联系胚体和绒毛膜的系带。体蒂将发育为脐带的主要成分。

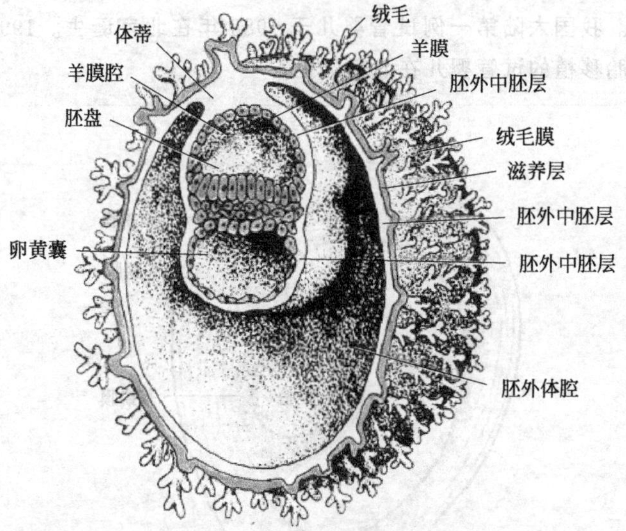

图 2-7　胚的剖面模式图（第 3 周初）

2. 三胚层时期

胚胎发育至第 3 周初，在胚盘一端的中轴线上，部分上胚层的部分细胞增殖形成一条增厚区域，称**原条**（图 2-8）。原条的头端膨大为**原结**。继而在原条的中线出现浅沟，原结的中心出现浅凹，分别称**原沟**和**原凹**。原条的出现，胚盘即可区分出头尾端和左右侧。上胚层细胞继续增生并向原沟集中、下陷，且向前后左右迁移：一部分细胞填充在上、下胚层之间，形成**胚内中胚层**，亦称**中胚层**（图 2-8），它在胚盘边缘与胚外中胚层连续；另一部分细胞进入下胚层，并逐渐全部置换下胚层的细胞，形成一层新的细胞，称**内胚层**。在内胚层和中胚层出现之后，原上胚层改称**外胚层**。第 3 周末，三胚层胚盘形成，三个胚层均起源于上胚层。

原结处的细胞增生内陷到内、外胚层之间，并继续向前伸展，形成一条中空的细胞索，以后分化为**脊索**（图 2-9），在早期胚胎起一定支架作用。脊索向头端生长，原条则相对缩短，最终消失。若原条细胞残留，在人体骶尾部可分化形成由多种组织构成的**畸胎瘤**。在脊索前方和原条的尾侧各有一块内、外胚层相紧贴的无中胚层的狭小区域，分别称**口咽膜**和**泄殖腔膜**（图 2-9）。

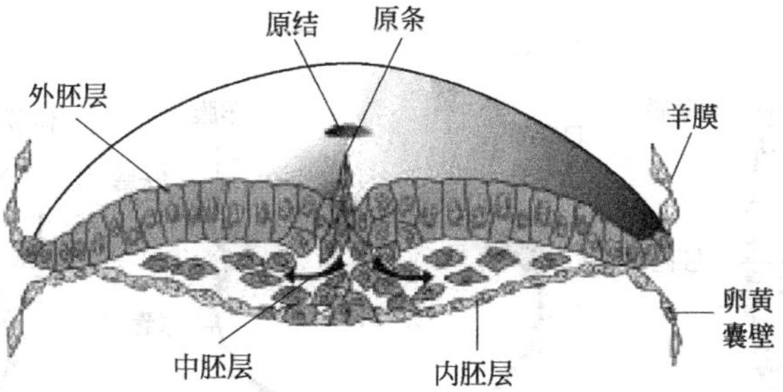

图 2-8 三胚层形成示意图

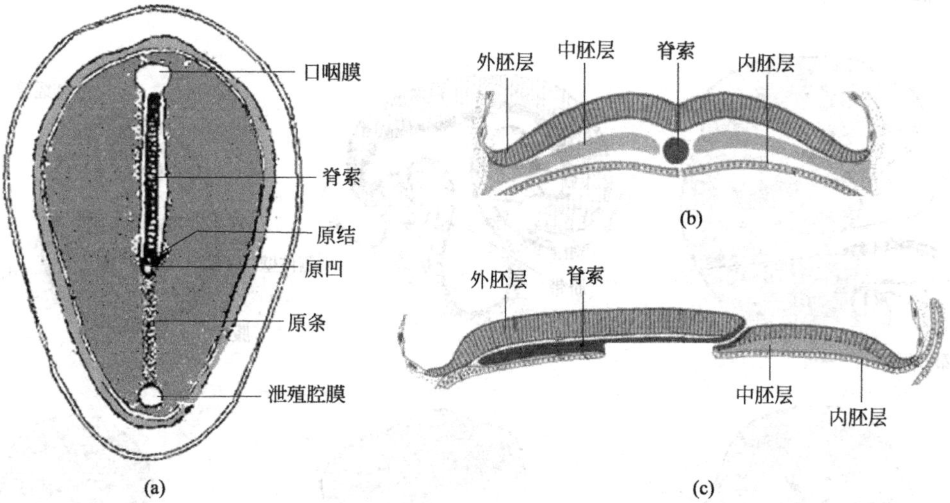

图 2-9 中胚层及脊索形成示意图（第 18 天）

(a) 背面观；(b) 胚盘横切面（上 1/4）；(c) 胚盘纵切面（正中）

3. 胚体形成与胚层分化

在胚胎发育的第 4～8 周末的发育过程，三胚层分化形成许多器官系统的雏形，胚胎初具人形，胎膜和胎盘也于此时期发育形成。此时期的胚胎发育对环境因素的作用十分敏感。某些有害因素（如病毒、药物等）易通过母体影响胚胎发育，导致发生某些严重的先天性畸形。

(1) 胚体形成　随着三胚层的分化，扁平胚盘逐渐卷折变为圆柱形的胚体。胚盘卷折主要是由于各部分生长速度的差异所引起。最终胚盘卷折为头大尾小的圆柱形胚体。此时，内胚层位于胚胎最内层，胚体表面为外胚层，中胚层位居中间。圆柱形胚体形成的结果是：至第 8 周末，胚体外表可见眼、耳和鼻的原基和发育中的四肢，初具人形（图 2-10）。

(2) 胚层分化　胚体形成的同时，三个胚层也逐渐分化形成各器官的原基。

① 外胚层的分化　脊索诱导其背侧中线的外胚层板状增厚，称**神经板**（图 2-11）。神经板两侧隆起形成神经褶，中央下陷形成**神经沟**。两侧神经褶首先在神经沟中段靠拢并愈合，愈合向头尾两端延伸，最后形成一条中空的**神经管**。在神经管头尾两端仍暂时保留有开口，称前、后**神经孔**。前、后神经孔相继于第 25 天和第 27 天封闭，若前神经

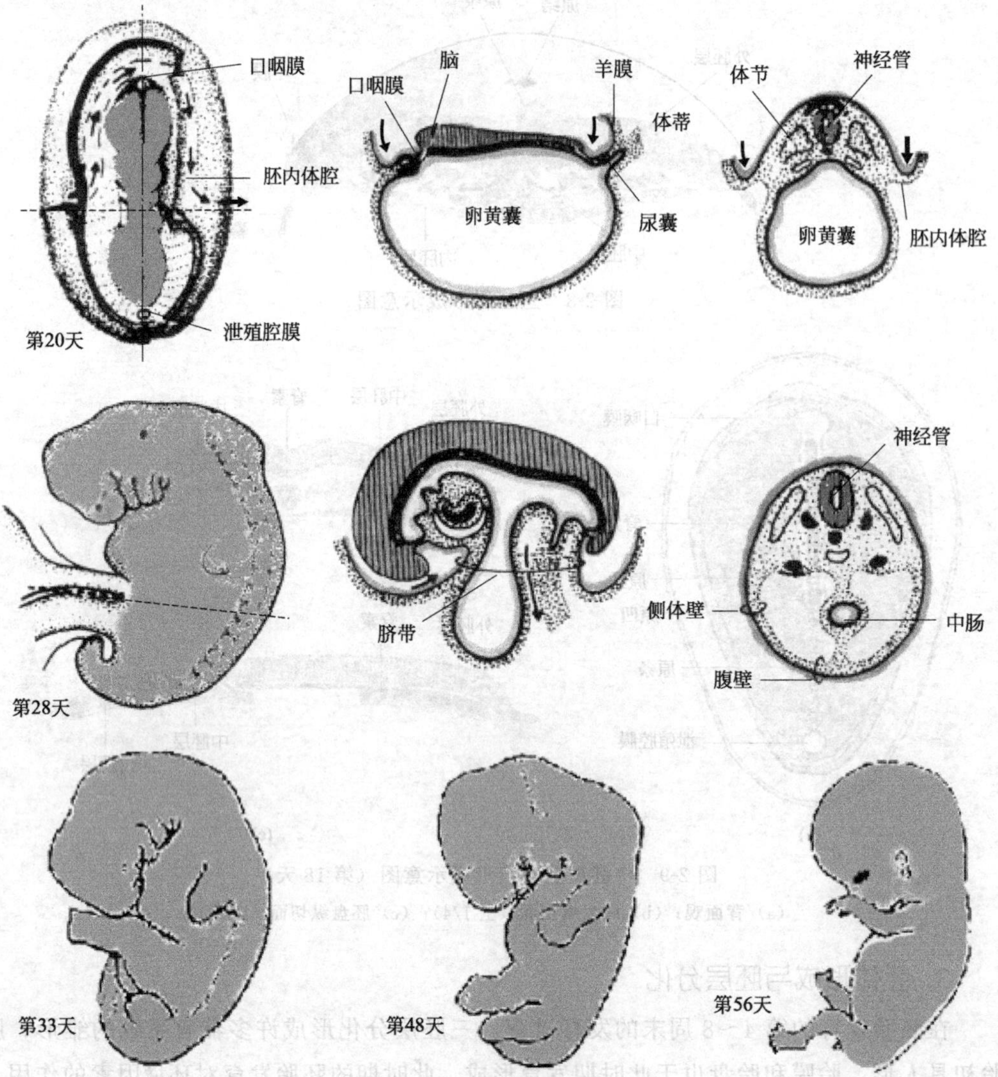

图 2-10 胚体外形及内部结构演变示意图（第 3～8 周）

孔未闭则形成**无脑儿**，若后神经孔未闭，则形成**脊髓脊柱裂**。神经管将分化为中枢神经系统以及松果体、神经垂体和视网膜等。在神经褶愈合过程中，它的一些细胞迁移到神经管的背侧，形成左右神经嵴，它将分化为周围神经系统（脑、脊神经节和交感神经节）及远距离迁徙形成肾上腺髓质等结构。

外胚层除了形成脑、脊髓与神经节外，还演变为表皮、毛发、角膜上皮、晶状体、内耳膜迷路、外耳道上皮、口腔、鼻咽和肛门的上皮等。

② 中胚层的分化 中胚层在脊索两旁从内向外侧依次分化为轴旁中胚层、间介中胚层和侧中胚层（图 2-11）。分散存在的中胚层细胞，称**间充质**，分化为部分结缔组织以及血管、肌肉等。

a. 轴旁中胚层 紧邻脊索两侧的中胚层细胞迅速增殖，形成一对纵行的细胞索，即轴旁中胚层。它随即分化成左右对称的块状细胞团，称**体节**。体节左右成对，从颈部向尾

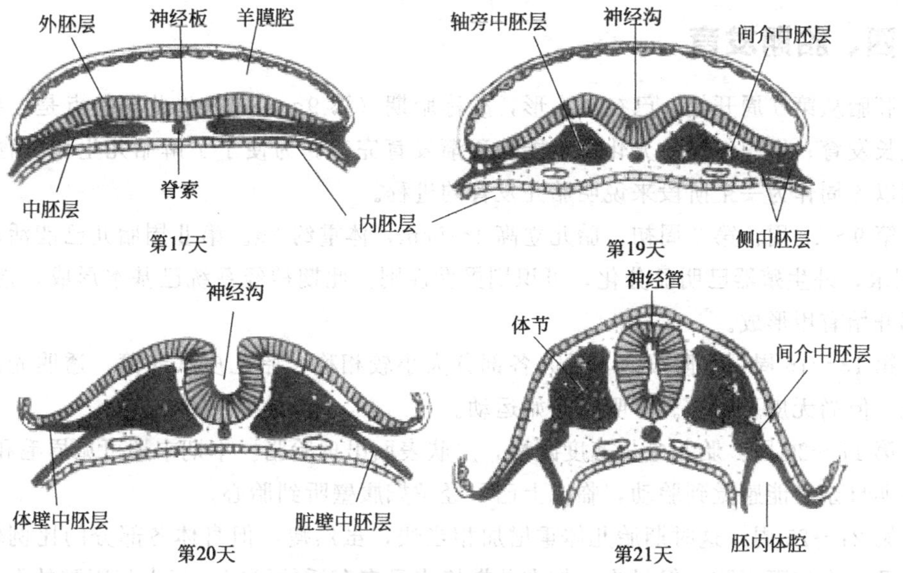

图 2-11　神经管形成及中胚层早期分化示意图

部依次形成，随胚龄增长而增多，故可根据体节的数目推算胚龄。第 5 周时，体节全部形成，共 42～44 对。体节将分化为皮肤的真皮、大部分中轴骨骼（脊柱、肋骨）和骨骼肌。

b. 间介中胚层　位于轴旁中胚层与侧中胚层之间，分化为泌尿生殖系统的原基。

c. 侧中胚层　中胚层最外侧部分，最初为一层，之后在其中形成一个大腔，将其分为两层。一层紧贴外胚层，叫**体壁中胚层**，将来分化为体壁上的骨骼、肌肉和浆膜；另一层紧贴内胚层，称**脏壁中胚层**，覆盖于由内胚层演化形成的原始消化管外面，将来分化为内脏平滑肌、结缔组织及浆膜。两者之间的腔隙称**胚内体腔**，它是未来心包腔、胸膜腔和腹膜腔的基础。

③ 内胚层的分化　在胚体形成的同时，内胚层卷折形成原始消化管。其后分化为消化管、消化腺、呼吸道和肺的上皮，以及中耳、甲状腺、甲状旁腺、胸腺、膀胱和阴道等的上皮组织。

知识拓展

葡萄胎

在绒毛膜发育过程中，滋养层细胞过度增生，绒毛内结缔组织变性水肿，血管消失，胚体因缺乏营养而死亡，绒毛形成大小不等的水泡状结构，称为葡萄胎。病人多半在妊娠的第 4 或第 5 个月出现症状，由于胎盘绒毛水肿致子宫体积明显超过正常 5 个月妊娠，但听不到胎心，亦无胎动。由于滋养细胞增生，患者血和尿中绒毛膜促性腺激素（HCG）明显增高。滋养层细胞侵袭血管能力很强，故子宫会反复不规则流血，偶有葡萄状物流出。葡萄胎经彻底清宫后，绝大多数能痊愈。但如果滋养层细胞发生恶性病变，则发展为绒毛膜上皮癌。因葡萄胎有恶变的潜能，患者若不需要再生育，可考虑子宫切除。

四、胎期发育

胚胎从第 9 周开始，已初具人形，故称胎期（第 9～38 周）。此期特点是：各器官的生长发育、组织细胞的分化及机能均逐渐发育完善。为便于了解胎儿生长发育情况，一般以 4 周作为一个阶段来说明胎儿发育的进程。

第 9～12 周：第 9 周初，胎儿立高 4～5cm，体重约 8g。第Ⅱ周胎儿已能活动，第 12 周末，外生殖器已明显分化，可识别男女性别。此期神经系统已基本形成，指（趾）尖端开始有甲形成。

第 13～16 周：此阶段末，胎儿各部分大小较相称，胎儿皮肤菲薄，透明光滑，深红色，但尚无皮下脂肪。呼吸肌开始运动。

第 17～20 周：胎儿生长速度减慢，皮肤表面出现胎脂。本期末还可见眉毛和头发。这时期母亲已能感觉到胎动，临床上已可经孕妇腹壁听到胎心。

第 21～25 周：这时期胎儿体重增加相当快，虽然瘦，但身体各部分的比例较为相称。开始有皮下脂肪，但量少。如在此期娩出虽有存活的可能，但大都因肺的发育尚不成熟而在数月内死亡。

第 26～29 周：此时期各器官系统的发育已近成熟，此时期早产的婴儿能啼哭和吞咽，四肢活动良好。胎儿若在此期娩出，可以存活，但死亡率很高，多数由于呼吸困难。

第 30～34 周：到此期末，睾丸下降。皮肤粉红色而光滑，手臂和腿圆胖，体内白色脂肪含量约占体重的 7%～8%。

第 35～38 周：在此期胎儿发育完成，大多数胎儿是丰满的。指（趾）甲已达指（趾）尖或超过。男女婴儿均胸部发育良好且两乳突出。四肢运动频繁，肌肉张力增强。

习　题

一、名词解释

1. 精子获能
2. 顶体反应
3. 受精
4. 桑葚胚
5. 植入
6. 蜕膜

二、单选题

1. 胚期是指（　）。

A. 受精卵形成到第 2 周末　　B. 第 1～8 周末　　C. 第 3～8 周末
D. 第 5～8 周末　　E. 第 9 周到出生

2. 胚胎大多数器官的致畸敏感期是在（　）。

A. 第 1～3 周　B. 第 3～8 周　C. 第 9～11 周
D. 第 12～14 周　E. 第 15～17 周

3. 精子获得受精能力即获能的部位是（　　）。
A. 生精小管　B. 附睾管　C. 输精管
D. 精囊腺　E. 女性生殖管道

4. 胚泡植入与完成的时间是于受精后（　　）。
A. 第 1～2 天至第 7～8 天　B. 第 3～4 天至第 9～10 天
C. 第 5～6 天至第 11～12 天　D. 第 7～8 天至第 13～14 天
E. 第 9～10 天至第 15～16 天

5. 最常见的植入部位是（　　）。
A. 输卵管黏膜　B. 输卵管壶腹部黏膜　C. 输卵管子宫部黏膜
D. 子宫颈黏膜　E. 子宫体部黏膜

6. 胚泡植入后子宫内膜改称为（　　）。
A. 蜕膜　B. 胎膜　C. 绒毛膜
D. 滋养层　E. 胎盘膜

7. 三胚层胚盘均起源于（　　）。
A. 上胚层　B. 中胚层　C. 下胚层
D. 内胚层　E. 胚外中胚层

8. 口咽膜和泄殖腔膜的结构是（　）。
A. 内胚层和中胚层相贴　B. 内胚层和外胚层相贴
C. 中胚层和外胚层相贴　D. 内胚层和胚外中胚层相贴
E. 中胚层和胚外中胚层相贴

9. 分化成体节的中胚层部分是（　　）。
A. 轴旁中胚层　B. 间介中胚层　C. 侧中胚层
D. 胚外中胚层　E. 间充质

10. 神经嵴来源于（　　）。
A. 内胚层　B. 外胚层　C. 轴旁中胚层
D. 间介中胚层　E. 侧中胚层

11. 心脏发生来源于（　　）。
A. 外胚层　B. 中胚层　C. 内胚层
D. 胚外中胚层　E. 中胚层和内胚层

12. 与泌尿系统发生有关的结构是（　　）。
A. 体节　B. 间介中胚层　C. 尿囊
D. 尿生殖窦　E. 侧中胚层

13. 构成胎盘的胎儿部是（　　）。
A. 羊膜　B. 基蜕膜　C. 胎盘膜
D. 丛密绒毛膜　E. 平滑绒毛膜

14. 胎盘组成是（　　）。

A. 胎儿丛密绒毛膜和母体包蜕膜　　B. 胎儿平滑绒毛膜和母体壁蜕膜

C. 母体丛密绒毛膜和胎儿基蜕膜　　D. 胎儿丛密绒毛膜和母体基蜕膜

E. 胎儿丛密绒毛膜和母体壁蜕膜

15. 胎盘绒毛间隙内含有（　　）。

A. 羊水　　B. 胎儿与母体血液　　C. 胎儿血液

D. 母体血液　　E. 母体血浆

16. 下列哪项不属于胎膜（　　）。

A. 羊膜　　B. 包蜕膜　　C. 卵黄囊

D. 绒毛膜　　E. 尿囊

17. 羊水主要来源于（　　）。

A. 羊膜上皮细胞分泌　　B. 母体血液的渗透　　C. 胎儿尿液

D. 胎儿血液的渗透　　E. 尿囊分泌

18. 胎盘的母体部为（　　）。

A. 胎儿平滑绒毛膜　　B. 胎儿丛密绒毛膜　　C. 母体平滑绒毛膜

D. 母体丛密绒毛膜　　E. 母体基蜕膜

19. 胚体初具人形是在受精后（　　）。

A. 第 4 周末　　B. 第 6 周末　　C. 第 8 周末

D. 第 10 周末　　E. 第 12 周末

20. 精子产生、成熟和获能的部位分别是（　　）。

A. 生精小管、附睾、输卵管　　B. 生精小管、精囊腺、附睾内

C. 直精小管、附睾、子宫内　　D. 直精小管、附睾、女性生殖管道

E. 生精小管、附睾、女性生殖管道

21. 下列哪种蛋白质为精子受体（　　）。

A. ZP1　　B. ZP2　　C. ZP3

D. ZP4　　E. ZP5

22. 人胚胎在母体子宫内的发育经历（　　）。

A. 18 周　　B. 28 周　　C. 38 周

D. 48 周　　E. 58 周

三、简答题

1. 试述精子和卵子的发生过程。
2. 试述受精的条件及胚泡植入的条件。
3. 试述中胚层的形成及分化。

【参考答案】

一、名词解释

1. 精子通过子宫和输卵管时，精子头部表面阻止顶体酶释放的糖蛋白被降解，从

而获得了使卵受精的能力，此过程称精子获能。

2. 精子释放顶体酶，溶解放射冠和透明带的过程，称为顶体反应。

3. 精子与卵子结合形成受精卵的过程称为受精。从精子的细胞膜与卵子的膜融合开始，直至雌、雄原核融合，形成二倍体的受精卵。

4. 受精后第3天，受精卵形成一个由12～16个卵裂球构成的实心胚，外观如桑葚，称为桑葚胚。

5. 又称着床，是指胚泡埋入子宫内膜的过程。植入于受精后第5～6天开始，第11～12天完成。

6. 胚泡植入后的子宫内膜称为蜕膜。根据蜕膜与胚的位置关系，将其分为基蜕膜、包蜕膜和壁蜕膜。

二、选择题

1. C 2. B 3. E 4. C 5. E 6. A 7. A 8. B 9. A 10. B 11. B 12. B 13. D 14. D 15. D 16. B 17. A 18. E 19. C 20. E 21. C 22. C

三、简答题

1. 答：精子和卵子发生一般经过增殖、生长、成熟等时期。

精子在男性睾丸里产生。原始的生精细胞为精原细胞，可通过有丝分裂增殖。从青春期开始，部分精原细胞进入生长期，体积增大成为初级精母细胞。初级精母细胞经减数第一次分裂后形成两个次级精母细胞。次级精母细胞再经过减数第二次分裂，形成单倍体的精细胞。精细胞再经过变形期而成为具有头、颈和尾的精子。精子的形成自青春期开始，不断地进行，一般约需70天完成一个周期。

人类卵子的发生过程与精子的发生过程基本相似。但减数分裂胞质为不均等分裂，最后一个初级卵母细胞经过减数分裂后，形成一个较大的单倍体卵细胞和三个很小的单倍体极体，且三个极体都将退化消失。人的卵子发生周期很长，卵原细胞的增殖期和生长期在胚胎时期已完成，并开始进行成熟期的减数分裂，且所有初级卵母细胞均停止在减数分裂前期Ⅰ的双线期，长达十几年或数十年不等。性成熟后，一般每月只有一个初级卵母细胞完成第一次减数分裂，形成次级卵母细胞，并停留在中期Ⅱ。排卵就是将次级卵母细胞由卵巢排出。排出的卵（次级卵母细胞）如能受精，则在受精的同时，次级卵母细胞完成第二次减数分裂，形成一个成熟的卵细胞（卵子）和一个第2极体。如未受精，次级卵母细胞不能完成第二次减数分裂而退化消失。

2. 答：受精的必备条件如下。①男女生殖管道必须畅通；②卵细胞在排卵前必须处于减数第二次分裂中期；③精子必须成熟和获能；④精子必须有足够的数量且发育正常；⑤精子与卵细胞必须在限定时间内相遇，受精一般只发生在排卵后24h内。

胚泡的植入条件如下。①母体性激素的正常分泌；②子宫内膜保持在分泌期；③透明带消失和胚泡适时进入宫腔。

3. 答：胚胎发育至第3周初，在胚盘一端的中轴线上，部分上胚层的部分细胞增殖形成原条，原条的中线出现原沟，上胚层细胞继续增生并向原沟集中、下陷，且向前后左右迁移：一部分细胞填充在上、下胚层之间，形成中胚层。

中胚层在脊索两旁从内向外侧依次分化为轴旁中胚层、间介中胚层和侧中胚层，分散存在的中胚层细胞，分化为部分结缔组织以及血管、肌肉等。

① 轴旁中胚层随即分化成左右对称体节。体节将分化为皮肤的真皮、大部分中轴骨骼（脊柱、肋骨）和骨骼肌。

② 间介中胚层分化为泌尿生殖系统的原基。

③ 侧中胚层紧贴外胚层的体壁中胚层，将来分化为体壁上的骨骼、肌肉和浆膜；紧贴内胚层的脏壁中胚层，将来分化为内脏平滑肌、结缔组织及浆膜。两者之间的腔隙称胚内体腔，它是未来心包腔、胸膜腔和腹膜腔的基础。

第三章

人类遗传的细胞基础

学习目标

1. 掌握：细胞周期、细胞有丝分裂和减数分裂的行为变化规律；人类染色体的数目和形态结构特征；性染色质。
2. 熟悉：减数分裂的意义；人类染色体的化学组成及核型。
3. 了解：细胞有丝分裂和减数分裂的区别。

第一节　细胞的分裂和增殖

细胞是生物体（除病毒外）形态结构和生命活动的基本单位，也是生长发育和遗传的基本单位。生物体的遗传、变异基本规律及其机制都与细胞的分裂和增殖有着密切的关系。

一、细胞周期

细胞增殖周期简称为细胞周期，是细胞结束一次有丝分裂后到下一次有丝分裂结束所经历的全过程。细胞周期分为间期和分裂期两个阶级。在间期，细胞体积缓慢增大，看不到明显的形态变化，主要是大分子生命物质的积累、遗传物质复制的生长过程。此期包括 DNA 合成前期（G_1 期）、DNA 合成期（S 期）和 DNA 合成后期（G_2 期）三个阶段。分裂期（M 期）呈现出明显的形态变化，细胞核和细胞质分裂，复制好的遗传物质均等地分配给子细胞。M 期可进一步分为前期、中期、后期、末期四个阶段（表 3-1）。

表 3-1 细胞增殖周期

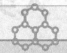

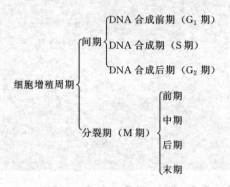

- 细胞增殖周期
  - 间期
    - DNA 合成前期（G_1 期）
    - DNA 合成期（S 期）
    - DNA 合成后期（G_2 期）
  - 分裂期（M 期）
    - 前期
    - 中期
    - 后期
    - 末期

历史发现

细胞周期的研究

早在 1841 年，波兰神经内科学家和生物学家罗伯特·里麦克（Robert Remak，1815—1865）就报道了细胞分裂现象，并得出结论——细胞分裂是细胞增殖的方式也是机体生长发育的“根本动力”；更有意义的是，他在当时就已经认为肿瘤组织中细胞的形成机制“几乎与正常动物组织相同”。1953 年，霍华德（Howard）和培雷克（Pelc）发现蚕豆根尖细胞分裂中遗传物质 DNA 的复制发生于静止期中的一个时期，这一时期与有丝分裂期在时间上存在前后两个间隙。由此，第一次明确地提出了细胞周期的概念，并将细胞周期划分为上述的 4 个时期，其中的 S 期即是 DNA 合成的时期。细胞在细胞周期中序贯地经过 $G_1 \rightarrow S \rightarrow G_2 \rightarrow M$ 而完成增殖。1957 年，3THdR 放射自显影技术引入细胞周期的研究后，证明在动植物细胞中细胞周期存在普遍性，从而使对细胞增殖的研究引入到一个全新的时期。

二、体细胞的增殖方式——有丝分裂

1. 分裂间期

分裂间期在细胞增殖周期中是极为关键的一个阶段，在这一时期内遗传物质进行复制，DNA 数量倍增，为分裂期做充分的物质准备。

（1）G_1 期（DNA 合成前期） 细胞内代谢物质活跃。RNA、一些蛋白质和酶的合成在迅速进行，为 DNA 的复制作准备。细胞较快地生长，体积随着细胞内物质增多而增大。

（2）S 期（DNA 合成期） 此期完成 DNA 的合成，即 DNA 复制。另外还合成一些组蛋白，以供组成新的染色质。一般情况下，只要 DNA 的合成一开始，细胞的增殖活动就会进行下去，直到形成两个子细胞。

（3）G_2 期（DNA 合成后期）　G_2 期的特点是 DNA 的合成终止。此期加速合成新的 RNA 和蛋白质，其中最主要的是有丝分裂所必需的有丝分裂因子、微管蛋白等。

知识拓展

G_1 期的“R”点与细胞分化

G_1 期末存在调节细胞周期进程的限制点，简称 R 点。根据细胞是否通过 R 点，可将细胞分为 3 种类型：①连续增殖细胞，这类细胞分裂旺盛，常作为组织的干细胞，如骨髓造血干细胞、上皮基底层细胞、胚胎细胞和恶性肿瘤细胞等；②暂不增殖细胞，也称 G_0 期细胞，这类细胞通常不分裂，但受到一定的刺激，如手术或外伤等，即可恢复分裂增殖能力，如肝细胞、肾细胞及淋巴细胞等；③不再增殖细胞，即终末分化细胞，这类细胞已丧失分裂能力，如神经细胞、肌肉细胞、成熟的红细胞等。

2. 分裂期（M 期）

细胞结束 G_2 期就进入分裂期（图 3-1）。

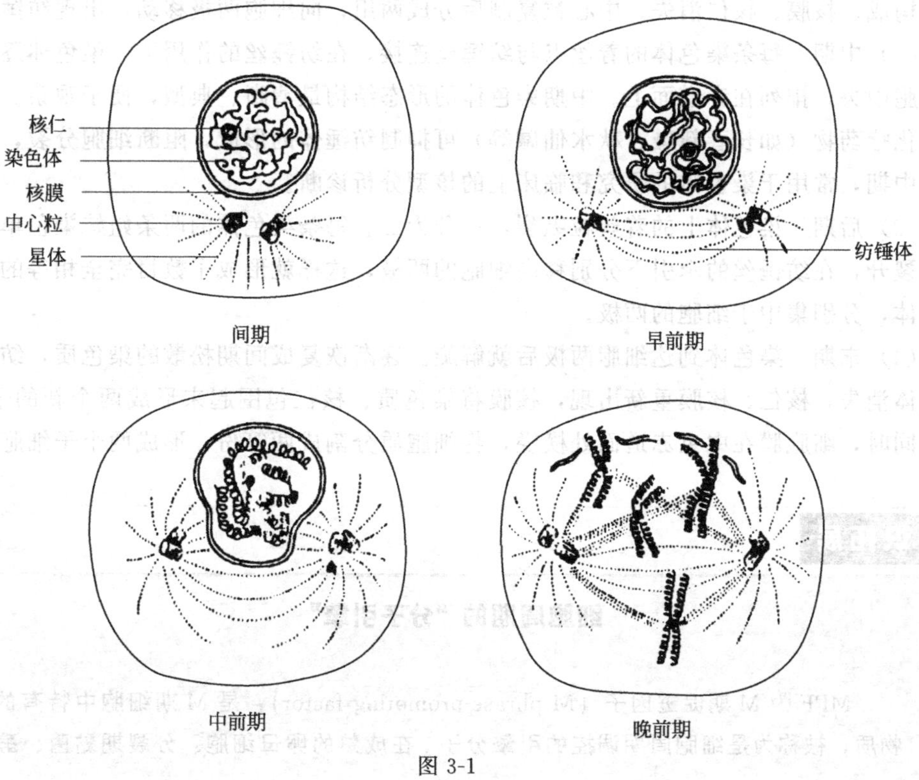

图 3-1

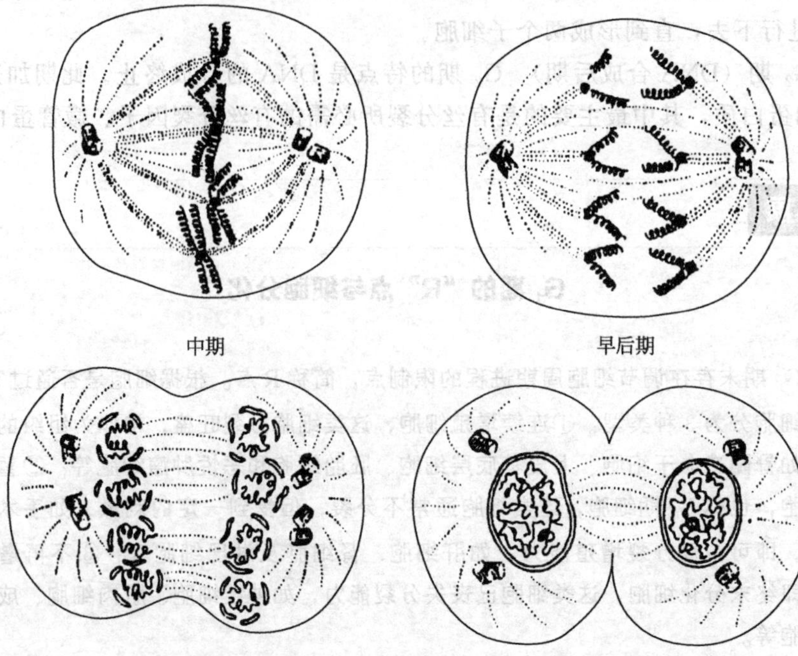

图 3-1 动物细胞有丝分裂示意图

(1) 前期　染色质高度螺旋化，缩短变粗成为染色体，每条染色体由两条姐妹染色单体构成。核膜、核仁消失。中心粒复制后分成两组，向细胞两极移动，出现纺锤体。

(2) 中期　每条染色体的着丝点与纺锤丝连接，在纺锤丝的作用下，染色体逐渐移向细胞中央，排列在赤道面上。中期染色体的形态结构最清晰、典型，便于观察。有些抗癌化疗药物（如长春新碱、秋水仙碱等）可抑制纺锤体的形成，阻断细胞分裂，使之停止中期，常用于染色体的研究和临床上的核型分析诊断。

(3) 后期　染色体上的着丝粒纵裂，一分为二。每条染色体的两条姐妹染色单体完全纵裂开，在纺锤丝的牵引下分别移向细胞的两极，这样就形成了数目完全相等的两组染色体，分别集中于细胞的两极。

(4) 末期　染色体到达细胞两极后就解旋。逐渐恢复成间期松散的染色质，纺锤体和星体消失，核仁、核膜重新出现，核膜将染色质、核仁包围起来形成两个新的子核。与此同时，细胞膜在中央赤道面处横缢，将细胞质分割成两等份，形成两个子细胞。

知识拓展

细胞周期的“分子引擎”

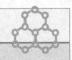

MPF 为 M 期促进因子（M phrase-promoting factor），是 M 期细胞中特有的物质，被称为是细胞周期调控的引擎分子。在成熟的卵母细胞、分裂期黏菌、酵

母等中可提取到这种促细胞分裂因子。MPF是由催化亚单位和调节亚单位组成。催化亚单位是由*cdc2*基因编码的一类蛋白质，只有与调节亚单位结合后，才具蛋白激酶活性，促使细胞进入分裂期。调节亚单位是一类随细胞周期变化而周期性出现或消失的蛋白质，称为细胞周期蛋白，它具有细胞周期特异性及细胞类型特异性。

三、生殖细胞的成熟方式——减数分裂

减数分裂是进行有性生殖个体的配子发生过程中进行的一种特殊类型的细胞分裂。染色体只复制一次，细胞连续分裂两次，一个细胞最后产生四个子细胞，每个子细胞中染色体数目只有原来的一半。两次连续的分裂分别称为第一次减数分裂和第二次减数分裂，两次分裂都可以分为前、中、后、末四个时期（图 3-2）。

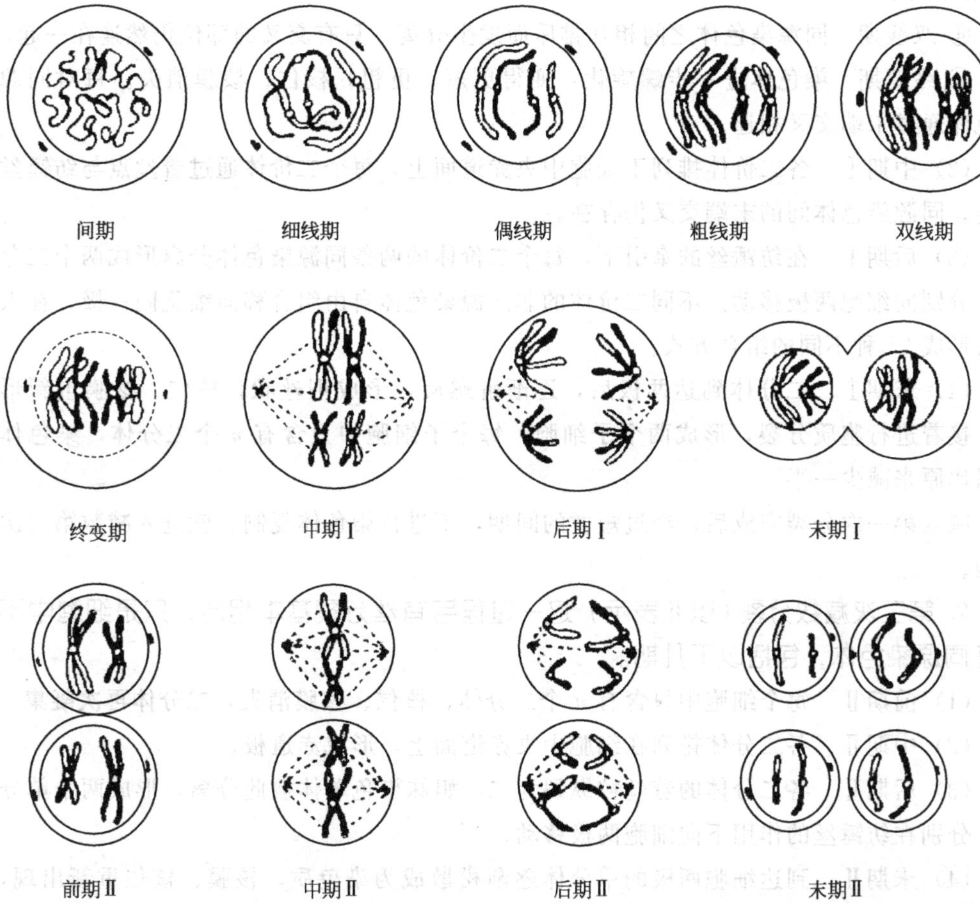

图 3-2　减数分裂示意图

1. 第一次减数分裂（以Ⅰ表示）

其过程比较复杂，包括以下内容。

（1）前期Ⅰ　此期的主要特点是核体积增大，变化复杂，延续时间长，是整个减数分裂过程中最复杂的时期，根据其形态变化的特点，又可分为以下各期。

① 细线期　核内染色质形成细长如线的染色体，这时每条染色体已形成两股细线状的染色单体，但光镜下看不清楚。

② 偶线期　此期同源染色体开始配对，配对的过程称联会。同源染色体是指在减数分裂时能两两配对，形态、大小及结构都相似的染色体，一条来自父方，另一条来自母方。联会的结果是 $2n$ 条染色体形成 n 个二价体。人的 46 条染色体形成 23 个二价体。

③ 粗线期　染色体进一步螺旋化变短、增粗，每条染色体有两条姐妹染色单体组成，每个二价体包含四条染色单体，所以此时的二价体又称为四分体。同源染色体的两对姐妹染色单体之间互称为同源非姐妹染色单体。此时，染色体中非姐妹染色单体之间可以看到交叉现象，这表示它们之间的局部片段已发生了交换，即遗传物质的互换。

④ 双线期　同源染色体之间相互排斥而发生分离，只有交叉的部位仍然连在一起。

⑤ 终变期　染色体进一步螺旋化，变得更短、更粗，核仁、核膜消失。每对同源染色体通过末端交叉相连。

（2）中期Ⅰ　各二价体排列于细胞中央赤道面上，每个二价体通过着丝点与纺锤丝相连。同源染色体间的末端交叉仍存在。

（3）后期Ⅰ　在纺锤丝的牵引下，每个二价体的两条同源染色体分离形成两个二分体，分别向细胞两极移动。不同二价体的非同源染色体自由组合移向细胞同一极，在人类可形成 2^{23} 种不同的组合方式。

（4）末期Ⅰ　二分体到达两极后，逐渐解螺旋，形成细丝状，核仁、核膜重新形成，接着进行胞质分裂，形成两个子细胞。每个子细胞中只含有 n 个二分体，染色体数目比原来减少一半。

减数第一次分裂完成后，经过短暂的间期，不进行染色体复制，就进入减数第二次分裂。

2. 第二次减数分裂（以Ⅱ表示）这一过程与有丝分裂基本相同，只是细胞中不存在同源染色体，包括以下几期。

（1）前期Ⅱ　每个细胞中只含有 n 个二分体，核仁、核膜消失，二分体再次凝集。

（2）中期Ⅱ　各二分体排列在细胞中央赤道面上，形成赤道板。

（3）后期Ⅱ　各二分体的着丝粒纵裂为二，姐妹染色单体彼此分离，形成两个单分体，分别在纺锤丝的作用下向细胞两极移动。

（4）末期Ⅱ　到达细胞两极的单分体逐渐松散成为染色质，核膜、核仁重新出现，新核形成。同时细胞膜横缢将细胞质分开，形成两个子细胞。结果每个子细胞中含有 n 条单分体。

比较学习

减数分裂与有丝分裂

减数分裂和有丝分裂的过程有许多相同之处，如细胞核和细胞质的周期性变化等。但两者之间有着重要的区别：①有丝分裂发生在生物体所有体细胞；减数分裂只发生在生殖细胞形成中。②有丝分裂是一次均等分裂，即 DNA 复制 1 次，细胞分裂 1 次，结果产生 2 个子细胞的染色体数目与亲代相同；减数分裂中 DNA 复制 1 次而细胞连续分裂 2 次，结果产生 4 个子细胞，染色体数目是亲代细胞的一半。③有丝分裂中每条染色体都是独立的，无联会和交接现象，而减数分裂有联会和交换现象。④有丝分裂的结果使遗传物质保持恒定，而减数分裂还产生遗传的多样性。

第二节 人类染色体

正常的人类细胞染色体数是 46 条，人类的近亲黑猩猩是 48 条。不同物种，染色体数目不同。染色体的数目和形态特征是物种鉴定的可靠依据，也是人类染色体病诊断的重要依据，自发流产和出生缺陷常涉及染色体异常，50%以上的自发性流产是因染色体异常所致。

一、人类染色体的化学组成

人类染色体由 DNA、组蛋白（H）、非组蛋白（NHP）和少量的 RNA 组成。其中 DNA 和组蛋白的含量较多且较稳定，是主要的组成成分；而非组蛋白的含量较小且常随细胞生理状态的不同而改变。

知识拓展

染色体中的 DNA 和蛋白质

DNA 是染色体的主要成分，是核内 DNA 复制和 RNA 转录的模板。组蛋白包括 H_1、H_2A、H_2B、H_3、H_4 等 5 种，称为组蛋白家族，其中 H_1 的氨基酸顺序在不同物种和组织间差异较大。组蛋白是真核细胞特有的碱性蛋白质，富含碱性氨基酸精氨酸和赖氨酸，在 DNA 的包装中起十分重要的作用。非组蛋白质在不同组织细胞中的成分和含量都是不同的，它们通常是酸性蛋白质，一些非组蛋白质为染色体的包装提供支架作用，而另一些则与基因的调控有关。

二、人类染色体的数目和形态结构

1. 人类染色体的数目

在真核生物中，一个正常生殖细胞（配子）中所含的全套染色体称为一个染色体组，其上所包含的全部基因称为一个基因组。具有一个染色体组的细胞称为单倍体，以 n 表示；具有两个染色体组的细胞称为二倍体，以 $2n$ 表示。人类正常体细胞染色体数目是46，即 $2n=46$ 条，正常性细胞（精子或卵子）中染色体数为23条，即 $n=23$ 条。

2. 人类染色体的形态结构

在细胞周期的不同阶段，DNA在组蛋白和非组蛋白的作用下，分别以染色质和染色体两种形式存在。染色质是指间期细胞核内伸展、弥散呈丝网状分布，光镜下不能分辨并且易被碱性染料着色的物质；染色体是指在细胞分裂期因高度折叠、盘曲而凝缩成条状或棒状的特定形态。所以染色质和染色体是同一物质在细胞周期不同时期的两种表现。通常只有在有丝分裂中期可以清楚地看到具有典型结构的染色体。其形态结构特征主要有以下几点。

(1) 长度　染色体之间存在明显的长度差异，这是人类染色体编号的主要依据。

(2) 着丝粒　中期染色体由两条姐妹染色单体组成，着丝粒即为连接两条单体的部位，亦称主缢痕。染色体被着丝粒分为两部分，短的部分称短臂（p），长的部分称长臂（q）（图3-3）。

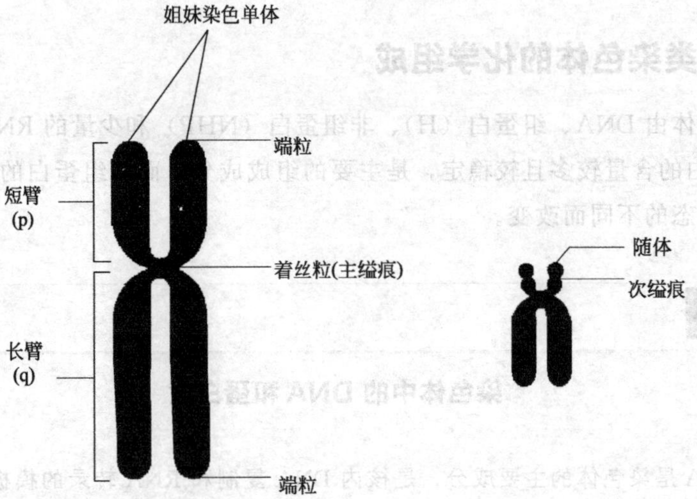

图3-3　中期染色体的形态结构

据着丝粒的位置差异，人类染色体可分为三类（图3-4）：①近中着丝粒染色体；②近端着丝粒染色体；③亚中着丝粒染色体。

(3) 随体　是近端着丝粒染色体短臂末端的球形小体（图3-3）。

(4) 次缢痕　是染色体上除主缢痕（着丝粒处）外的缢痕（图3-3）。

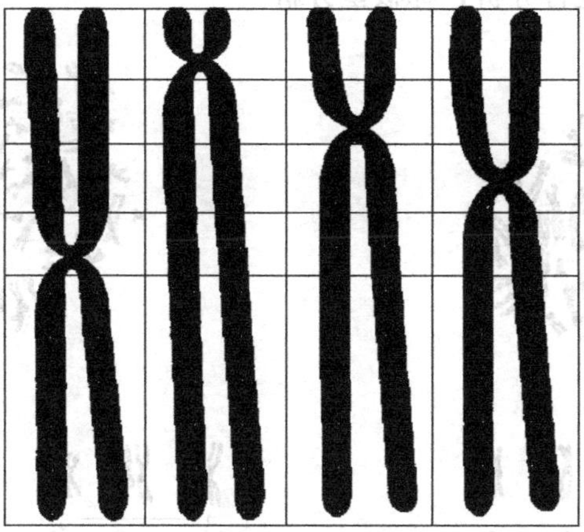

图 3-4　中期染色体的类型

(a) 近中着丝粒染色体；(b) 近端着丝粒染色体；

(c)、(d) 亚中着丝粒染色体

(5) 端粒　是染色体末端的特化结构。可防止染色体末端降解、重排、缺失和断端融合，能维持染色体的完整性与稳定性（图 3-3）。

临床应用

端粒酶使细胞“长生不老”

美国得克萨斯大学的细胞生物学及神经系统科学教授杰里·谢伊和伍德林·赖特做了这样一项试验：在采集的包皮细胞（包皮环切术的附带产物）中导入某种基因，该基因可使细胞产生一种酶——端粒酶。一般来说，包皮细胞在变老之前可分裂 60 次左右。但在上述试验中，细胞已分裂了 300 多次却毫无终止的征兆。与此同时，美国 Geron 公司的研究人员采用人体视网膜细胞做了相同的试验。结果，这些细胞似乎也变得长生不老了。研究人员由此看到了诱人的希望：这种控制细胞衰老过程的方法，是否能同样有效地延缓人体的衰老？在后继研究中发现，端粒酶有令人忧虑之处：它也存在于 85％的肿瘤细胞之中，可能是造成癌细胞无节制增生的元凶。因此，迄今尚未能将端粒酶用于人类。尽管如此，只要研究人员充分认识其作用原理，就完全可能开发出既可防止衰老、又能制服癌症的新技术。

三、人类染色体核型

1. 非显带核型

核型是指一个体细胞中的全部染色体，按其形态特征，依次分组排列所成的图像

(图 3-5)。对这种图像进行分析，称**核型分析**。

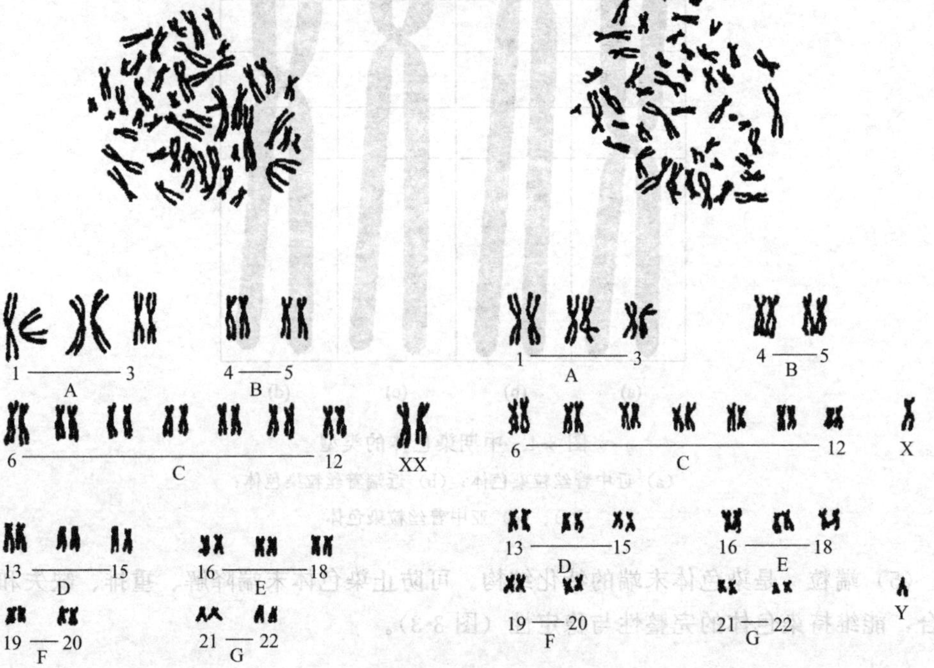

(a) 正常女性　　　　(b) 正常男性

图 3-5　正常女性和正常男性的核型

人类的 46 条染色体中，44 条（22 对）是男女都有的，称常染色体，另外两条（X 和 Y）与性别决定有关，称性染色体。根据“人类细胞遗传学命名的国际体制（ISCN）”，将人类全部染色体分成 7 组。

A 组（1～3 号 3 对染色体）：1 号最大，为中央着丝粒，2 号为亚中着丝粒，3 号略小，为中央着丝粒。

B 组（4～5 号 2 对染色体）：都是亚中着丝粒，短臂较短，彼此间不易区分。

C 组（6～12 号 7 对染色体和 X 染色体）：中等大小，都是亚中着丝粒，彼此不易区分。6、7、9、11 号的着丝粒比较近中一些。X 染色体和 7 号染色体形态大小相似。

D 组（13～15 号 3 对染色体）：中等大小，均为近端着丝粒，有随体，彼此不易区分。

E 组（16～18 号 3 对染色体）：16 号为中央着丝粒。17 和 18 号为亚中着丝粒，18 号短臂较短。

F 组（19～20 号 2 对染色体）：形态小，都为中央着丝粒，彼此不易区分。

G 组（21～22 号 2 对染色体和 Y 染色体）：是体积最小的一组。G 组的 5 条染色体都是近端着丝粒，21、22 号长臂呈二分叉状，短臂末端常有随体。Y 染色体一般染色较深，无随体，长臂的染色单体呈平行状。

非显带核型的描述方法是先写染色体总数，再写性染色体组成，如有染色体异常，则写在最后，中间用逗号隔开。例如正常女性的核型是46，XX；正常男性的核型是46，XY；先天愚型（21-三体型）男孩的核型是47，XY，+21。

临床应用

人类染色体的多态性

在人类的不同个体中，存在着各种染色体恒定的微小变异，称为染色体的多态性。主要包括：①1、9、16号染色体次缢痕区的有无或长短；②D组、G组染色体短臂、次缢痕区的增长或缩短，随体的有无、大小及重复等；③Y染色体长度变异。染色体多态性变异是一种较稳定的结构变异，通常没有明显的表型效应和病理意义，但可作为一种遗传标志应用于遗传学研究工作中。

2. 显带核型

染色体标本经显带技术处理，可使每条染色体长轴上显示出独特的明暗或深浅相间的带纹，称显带核型。

1971年，在第4届国际人类细胞遗传学会议上，绘制了人类显带染色体的界标、区和带示意图（图3-6）。

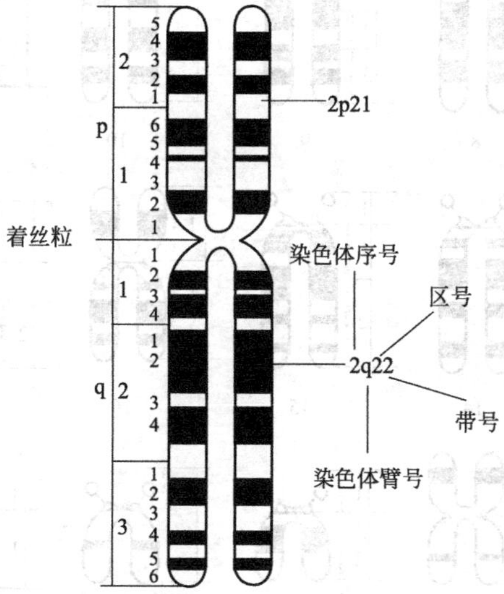

图3-6　显带染色体的界标、区和带示意图

界标是指染色体上具有恒定、显著形态学特征的部位，包括着丝粒、两臂末端和某些显著的带。**区**是两相邻界标之间的区域，区的编号从着丝粒开始，向臂的远端依次编号。**带**是染色体纵轴上连续的明暗相间的横纹，编号方法与区的编号相同。

显带染色体的命名需写明四方面的内容：①染色体序号，1～22号常染色体或X或

Y 性染色体；②染色体臂号，长臂 q 或短臂 p；③区的序号；④带的序号。4 种符号依次书写，不间隔，如 2p21，表示 2 号染色体短臂 2 区 1 带。ABO 血型的基因在 9q34，即 9 号染色体长臂 3 区 4 带；假肥大型肌营养不良的基因在 Xp21，即 X 染色体短臂 2 区 1 带。如果是高分辨显带，则在带号之后加小数点再加亚带号、次亚带号，例如软骨发育不全症基因在 4p16.3，即 4 号染色体短臂 1 区 6 带 3 亚带。人类染色体 G 显带核型模式图见图 3-7。

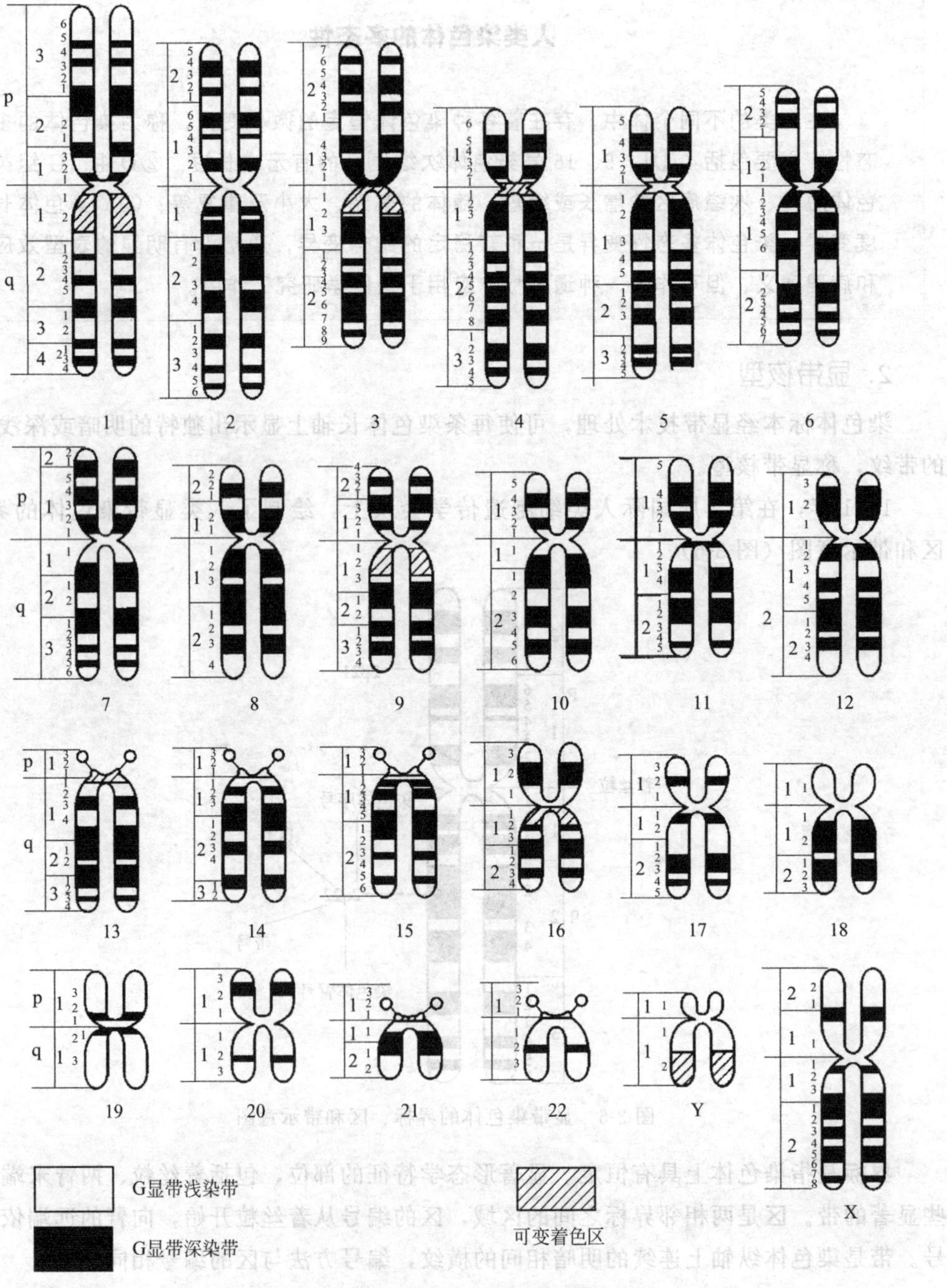

图 3-7 人类染色体 G 显带核型模式图

知识拓展

染色体显带技术

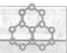

20 世纪 70 年代染色体显带新技术的运用，使染色体的研究更为精细。目前应用最广泛的是 G 带，它是用 Giemsa 染色后，染色体沿其纵轴所显现的“深浅相间”的带纹，这种带型对每条染色体都是独特的，可明确鉴定每条染色体。Q 带是用荧光染料（如氮芥喹吖因）处理后，染色体所显示的“明暗相间”的荧光带纹。此外，还有 R 带、C 带、T 带、N 带等。G 显带技术所显示的带纹总数在 320 条左右。高分辨带是运用高分辨技术使单倍体显示出 550～850 条甚至上千条或更多的带纹。

四、性染色质

性染色质存在于间期核内，包括 X 染色质和 Y 染色质两种。它们在性别鉴定及染色体病检测等方面有重要作用。

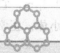

科学实践

X 染色质的标本制备与观察

制备方法：①用纱布擦净载玻片和盖玻片；②漱口后用消毒牙签在女性颊部内侧轻轻刮取黏膜上皮细胞；③将取出的黏膜上皮细胞立即单向均匀涂在载玻片上，然后将标本片置入甲醇-冰醋酸固定液内固定 10～15min；④将标本片在蒸馏水中漂洗后，浸入 5mol/L 的 HCl 溶液中水解 15min；⑤再次在蒸馏水中漂洗，晾干后，将标本片置入硫堇染液中，染色 20min；⑥标本片用蒸馏水漂洗、晾干，盖上盖玻片，待镜检。

观察与记录：①将制备好的标本片置于低倍镜下观察，找到理想的细胞移至视野中央，再换高倍镜观察；②镜检 50 个细胞，统计含有 X 染色质细胞所占的比例；③绘出一个观察到的含有 X 染色质的口腔黏膜上皮细胞。

1. X 染色质

正常女性体细胞经碱性染料染色后，核膜内缘可见一浓染小体，直径约 1μm，它是呈浓缩状态的单个 X 染色体，称 **X 染色质**，又称 **Barr 小体**（图 3-8）。正常女性 X 染色质的数目等于其 X 染色体的数目减一。

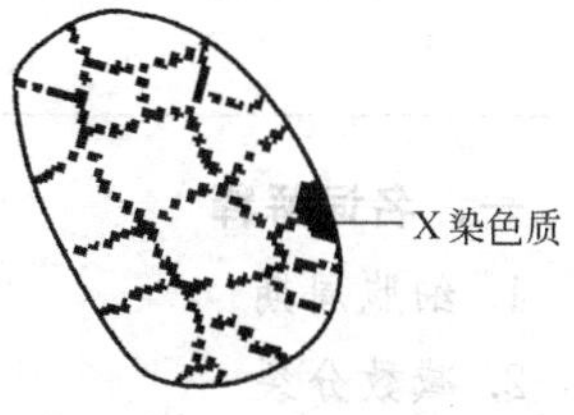

图 3-8　X 染色质

知识拓展

Lyon 假说

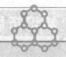

1961 年，Marry Lyon 提出了 X 染色体失活假说，称为“Lyon 假说”，包括三方面的内容。a. 剂量补偿：女性有两条 X 染色体，男性只有一条，且 X 染色体较大，基因数量较多。但女性体细胞中只有一条 X 染色体有转录活性，另一条则无转录活性。这样，男女体细胞中 X 染色体的基因产物在数量上就基本相等了。失去活性的这条 X 染色体，在间期细胞中形成异固缩状态的 X 染色质。一个人无论有几条 X 染色体，仅一条保留活性，其余全部失活。b. 随机失活：女性的两条 X 染色体，失活的可以是父源性的也可是母源性的，且失活机会相等。c. 失活发生在胚胎早期：人胚胎发育第 16 天的时候，细胞中就有一条 X 染色体随机失去活性，且由它分裂而产生的全部子细胞皆如此。

2. Y 染色质

正常男性间期细胞经荧光染料染色后，细胞核中可见一强荧光小体，直径约 0.3μm，它是 Y 染色体长臂远端 2/3 的区段高度凝缩形成的，称 **Y 染色质**，又称**荧光小体**。正常男性 Y 染色质的数目与其 Y 染色体的数目相等。

前沿聚焦

性别决定基因

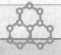

20 世纪 90 年代以后，随着对基因研究的进一步深入，科学家发现，人的性别实际上是由性染色体上的基因决定的。Y 染色体上的性别决定基因称为 *SRY* 基因，由于正常男性 Y 染色体（Yp11.2）上有 *SRY* 基因，因此能够形成睾丸并发育成男性。而正常女性 X 染色体上没有 *SRY* 基因，则形成卵巢发育成女性。

习　题

一、名词解释

1. 细胞周期
2. 减数分裂
3. 核型
4. 性染色质

二、单选题

1. 染色质与染色体是（　）。

A. 同一物质在细胞周期同一时期的不同表现形式

B. 不同物质在细胞周期不同时期的表现形式

C. 同一物质在细胞周期中不同时期的两种不同存在形式

D. 不同物质在细胞周期中同一时期的表现形式

2. 在减数分裂中，同源染色体的联会发生在（　）。

A. 细线期　B. 双线期　C. 偶线期　D. 粗线期

3. X染色质数为1，Y染色质数为1，核型为（　）。

A. 47，XY　B. 46，XX　C. 47，XXY　D. 46，XY

4. 对X染色质叙述正确的是（　）。

A. 女性体细胞核中被碱性染料浓染的结构

B. 又称荧光小体

C. 男性体细胞中也有

D. 分裂期经特殊染色才能观察

5. 人体细胞有丝分裂后期每个细胞所含的染色体数目为（　）。

A. 22　B. 23　C. 46　D. 92

三、简答题

1. 简述人类染色体主要的形态结构特征。

2. 简述非显带核型和显带染色体的描述方法。

【参考答案】

一、名词解释

1. 细胞增殖周期简称为细胞周期，是细胞结束一次有丝分裂后到下一次有丝分裂结束所经历的过程称为细胞增殖周期。

2. 减数分裂是进行有性生殖的个体配子发生过程中进行的一种特殊类型的细胞分裂。染色体只复制一次，细胞连续分裂两次，一个细胞最后产生四个子细胞，每个子细胞中染色体数目只有原来的一半。

3. 核型是指一个体细胞中的全部染色体，按其形态特征，依次分组排列所成的图像。

4. 性染色质存在于间期核内，包括X染色质和Y染色质两种。它们在性别鉴定及染色体病检测等方面有重要作用。

二、单选题

1. C　2. C　3. C　4. A　5. D

三、简答题

1. 答：人类染色体主要的形态结构特征有长度、着丝粒、随体、次缢痕、端粒。

2. 答：非显带核型的描述方法是先写染色体总数，再写性染色体组成，如有染色体异常，则写在最后，中间用逗号隔开。例如正常女性的核型是46，XX；正常男性的核型是46，XY；先天愚型（21三体型）男孩的核型是47，XY，+21。

显带染色体的描述包括：①染色体序号，1～22号常染色体或X或Y性染色体；②染色体臂号，长臂q或短臂p；③区的序号；④带的序号。4种符号依次书写，不间隔，如2p21，表示2号染色体短臂2区1带。

第四章

人类遗传的分子基础

学习目标

1. 掌握：基因的概念及基因的表达。
2. 熟悉：基因突变的类型及特点。
3. 了解：基因突变对人类的影响。

DNA 是控制生物性状遗传的分子基础，基因是 DNA 分子上具有特定遗传效应的片段，它决定细胞内 RNA 和蛋白质的合成，从而决定生物的遗传性状。

第一节 基　　因

前沿聚焦

比尔·盖茨说，下一个创造出更大财富的人将出现在基因领域

据有关媒体报道：1994 年 11 月，美国 Amgen 公司出资 2000 万美元向 Rockefeller 大学购买了一条肥胖基因的独占型开发许可权。此后，Amgen 付给 Rockefeller 大学不少于 3000 万美元的阶段性付费以及后期产品的销售提成。1997 年，

Amgen 公司将 FKBP 神经免疫因子配体转让给 Guilford 公司，交易额高达 3.92 亿美元，是迄今为止单个基因交易的最高价格。美国 Amgen 公司依赖 EPO 基因专利的开发应用，从一个濒临破产的企业成为美国生物工程医药领域的领头羊，其 EPO 1998 年的销售收入达到 13.6 亿美元，而 EPO 的全球市场现已达到 34 亿美元的销售额。由此可见，谁拥有了基因专利，谁就拥有了该基因所有用途的独占性开发权，实现的将是对整个产业的垄断。人类有限的基因资源正在做着一次性分配，获取基因效率最高和数量最多的企业有望利用其基因专利来垄断未来生物和制药工业市场。比尔·盖茨说，下一个创造出更大财富的人将出现在基因领域。

一、基因的概念及特性

从分子生物学水平上看，基因是遗传的功能单位，是能够表达和产生基因产物（蛋白质或 RNA）的全部核酸序列（DNA 或 RNA）。基因既是生物体携带遗传信息的结构单位，又是控制一个特定性状的功能单位。

历史发现

基因的由来

现代基因的概念源于孟德尔发现的“遗传因子”。1866 年，孟德尔在《植物杂交实验》一文中指出，生物体的某一特定性状是受一个遗传因子控制的，即一个因子决定一个性状，并总结出遗传因子传递的两个规律：分离律和独立分配定律。20 世纪初，丹麦遗传学家 Johannsen 将遗传因子更名为基因。1910～1925 年，美国遗传学家 Morgen 做了大量的果蝇遗传学试验。他首先发现遗传因子是在特定的染色体上，而基因就是直线排列在染色上的遗传颗粒，并于 1926 年发表了《基因论》。

基因有三个特性：①基因可自我复制，基因的复制实际上就是 DNA 的复制，通过复制，使遗传的连续性得到保持。②基因决定性状，即基因通过转录和翻译决定多肽链氨基酸的顺序，从而决定某种酶或蛋白质的性质，最终表达为某一种性状。③基因产生突变，基因虽然稳定，但也会发生突变，新突变的基因一旦形成，就可进行自我复制，随后，通过细胞分裂而保留下来。

二、基因的结构

真核生物基因的编码序列往往被非编码序列所分割，呈现断裂状的结构，故而也称**断裂基因**。编码序列称为**外显子**，间隔的非编码序列称为**内含子**。除外显子、内含子外，基因还包括与外显子、内含子相邻的 DNA 序列组件，它们对基因转录的起始和终止起调控作用，称为**侧翼序列**，包含**启动子**、**增强子**等（图 4-1）。内含子和外显子的关系不是固定不变的，有时同一条DNA分子上的某一段DNA顺序，在作为编码一条多肽链的基因时是外显子，但作为另一条多肽链的编码基因时却是内含子，结果使同一段DNA顺序可以编码两种或者两种以上的多肽链。

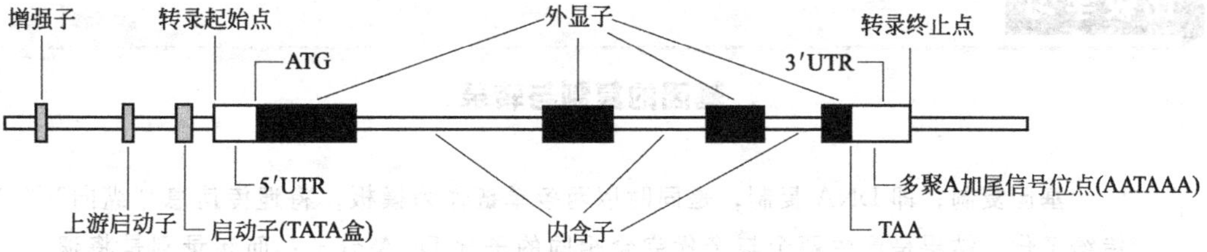

图4-1 断裂基因

三、基因的表达

基因表达是指将基因所储存的遗传信息转变为由特定的氨基酸种类和序列构成的多肽链，再由多肽链构成蛋白质或酶分子，从而决定生物各种性状（表型）的过程。

基因表达的过程包括基因转录、RNA的加工、翻译等步骤。

1. 转录

是指以DNA为模板合成单链RNA的过程。人类细胞中的转录过程是以基因中的一条链为模板，在RNA聚合酶的作用下，以ATP、GTP、CTP、UTP为原料，以碱基互补方式按5′→3′方向合成与基因另一条链序列一致的RNA单链的过程（图4-2）。其中参与转录的RNA聚合酶有三种，分别负责不同的基因转录。RNA聚合酶Ⅰ专门负责合成核糖体RNA（rRNA）；RNA聚合酶Ⅲ负责转运RNA（tRNA）和5sRNA的合成；RNA聚合

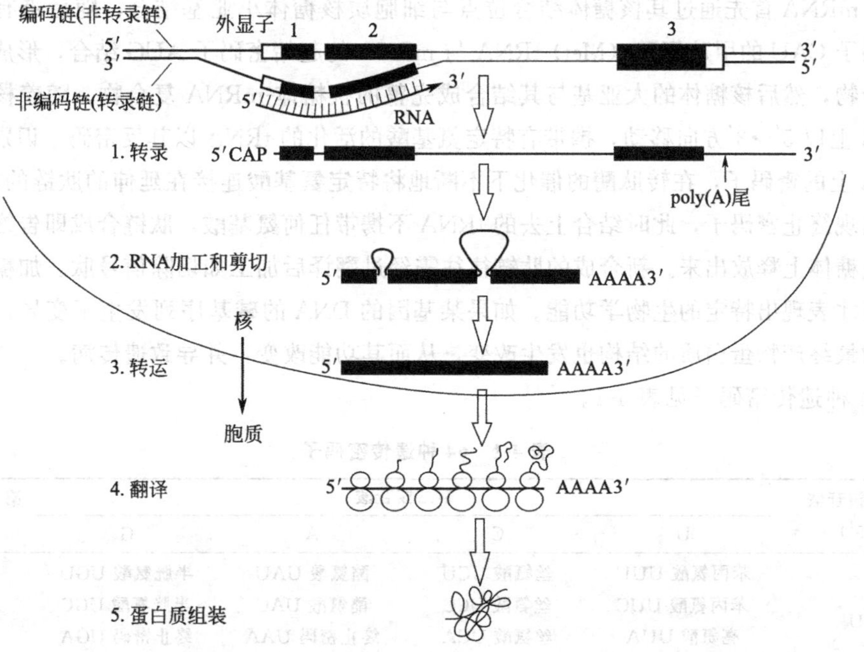

图4-2 基因的转录及mRNA的加工

酶Ⅱ则负责编码蛋白的基因的转录以及用于这些转录物转录后剪切加工过程的核小体 RNA（snRNA）基因的转录。通过转录，遗传信息从 DNA 转移到了 mRNA。

比较学习

基因的复制与转录

基因复制，即 DNA 复制，是同时以两条单链作为模板，将遗传信息“纵向”传给子代，结果是产生两个与亲代完全相同的子代 DNA 分子；而转录则是将遗传信息在细胞内进行“横向”传递，具有严格选择性，即以基因中一条链的某一区域作为模板，转录的结果是产生一条单链 RNA 分子。

2．mRNA 的加工过程

是指 RNA 转录后不能直接作为翻译成蛋白质的模板，还要进行一个加工和成熟的过程。编码蛋白质的基因在转录的初期即在原始的转录产物（hnRNA）的 5′端加上一个 7-甲基鸟苷-5′-三磷酸“帽子”结构，转录完成后还要进行内含子剪切和外显子的连接以及在 3′ 端接上 150～200 个腺苷酸残基的 poly(A) 尾。所谓剪接，就是指在酶的作用下，将 mRNA 前体中的内含子切掉，然后把各个外显子按照顺序连接起来的过程（图 4-2）。经过上述加工过程形成成熟的 mRNA，才能进入胞质，作为有效的合成蛋白质的模板。

3．翻译

是以 mRNA 为模板，在核糖体上将 mRNA 的碱基序列转变成多肽链的氨基酸序列的过程。mRNA 首先通过其核糖体结合位点与细胞质核糖体小亚基结合，随后带有起始反义密码子 CAU 的甲硫氨酸（Met)-tRNA 与 mRNA 的起始密码子 AUG 结合，形成翻译起始复合物，然后核糖体的大亚基与其结合成完整的核糖体-mRNA 复合物。随着核糖体在 mRNA 上以 5′→3′方向移动，携带有特定氨基酸的活化的 tRNA 以其反密码子识别并结合 mRNA 上的密码子，在转肽酶的催化下不断地将特定氨基酸连接在延伸的肽链的羧基端，直到出现终止密码子，此时结合上去的 tRNA 不携带任何氨基酸，肽链合成即告终止，肽链从核糖体上释放出来。新合成的肽链往往需经过翻译后加工如切除信号肽、加糖基、磷酸化等才表现出特定的生物学功能。如果某基因的 DNA 的碱基序列发生了变异，可使该基因的最终产物蛋白质的结构也发生改变，从而其功能改变，并导致遗传病。

64 种遗传密码子见表 4-1。

表 4-1　64 种遗传密码子

第一核苷酸	第二核苷酸				第三核苷酸
(5′)	U	C	A	G	(3′)
U	苯丙氨酸 UUU	丝氨酸 UCU	酪氨酸 UAU	半胱氨酸 UGU	U
	苯丙氨酸 UUC	丝氨酸 UCC	酪氨酸 UAC	半胱氨酸 UGC	C
	亮氨酸 UUA	丝氨酸 UCA	终止密码 UAA	终止密码 UGA	A
	亮氨酸 UUG	丝氨酸 UCG	终止密码 UAG	色氨酸 UGG	G

续表

第一核苷酸 (5′)	第二核苷酸 U	第二核苷酸 C	第二核苷酸 A	第二核苷酸 G	第三核苷酸 (3′)
C	亮氨酸 CUU	脯氨酸 CCU	组氨酸 CAU	精氨酸 CGU	U
	亮氨酸 CUC	脯氨酸 CCC	组氨酸 CAC	精氨酸 CGC	C
	亮氨酸 CUA	脯氨酸 CCA	谷酰胺 CAA	精氨酸 CGA	A
	亮氨酸 CUG	脯氨酸 CCG	谷酰胺 CAG	精氨酸 CGG	G
A	异亮氨酸 AUU	苏氨酸 ACU	天冬酰胺 AAU	丝氨酸 AGU	U
	异亮氨酸 AUC	苏氨酸 ACC	天冬酰胺 AAC	丝氨酸 AGC	C
	异亮氨酸 AUA	苏氨酸 ACA	赖氨酸 AAA	精氨酸 AGA	A
	甲硫氨酸 AUG	苏氨酸 ACG	赖氨酸 AAG	精氨酸 AGG	G
G	缬氨酸 GUU	丙氨酸 GCU	天冬氨酸 GAU	甘氨酸 GGU	U
	缬氨酸 GUC	丙氨酸 GCC	天冬氨酸 GAC	甘氨酸 GGC	C
	缬氨酸 GUA	丙氨酸 GCA	谷氨酸 GAA	甘氨酸 GGA	A
	缬氨酸 GUG	丙氨酸 GCG	谷氨酸 GAG	甘氨酸 GGG	G

第二节 基因突变及其对人类的影响

基因在结构上发生碱基对组成或排列顺序的改变，称为**基因突变**。

一、基因突变的类型

1. 根据基因结构的改变方式

基因突变可分为碱基置换突变、移码突变和动态突变三种类型。

(1) 碱基置换突变　由一个错误的碱基对替代一个正确的碱基对的突变叫碱基置换突变。例如在 DNA 分子中的 GC 碱基对由 CG、AT 或 TA 所代替，AT 碱基对由 TA、GC 或 CG 所代替。碱基替换过程只改变被替换碱基的那个密码子，也就是说每一次碱基替换只改变一个密码子，不会涉及其他密码子。引起碱基置换突变可能的途径有两种。一是碱基类似物的掺入，例如在大肠杆菌培养基中加入 5-溴尿嘧啶（BU）后，会使 DNA 的一部分胸腺嘧啶被 BU 所取代，从而导致 AT 碱基对变成 GC 碱基对，或者 GC 碱基对变成 AT 碱基对（图 4-3）。二是某些化学物质如亚硝酸、亚硝基胍、硫酸二乙酯和氮芥等，以及紫外线照射，也能引起碱基置换突变（图 4-4）。

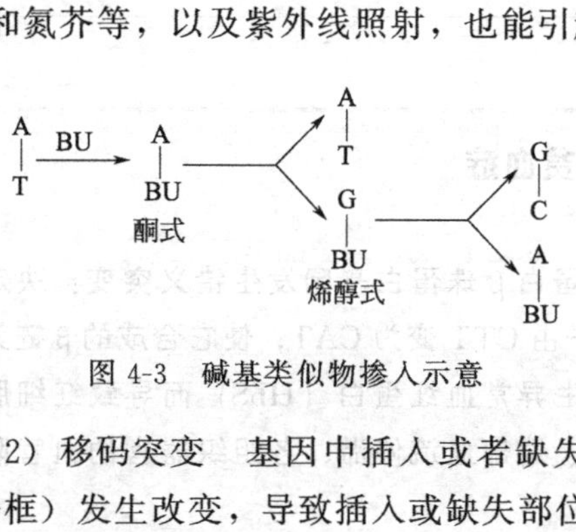

图 4-3　碱基类似物掺入示意

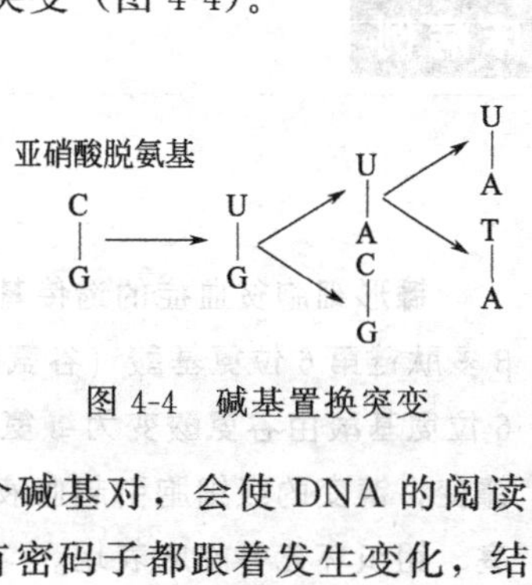

图 4-4　碱基置换突变

(2) 移码突变　基因中插入或者缺失一个或几个碱基对，会使 DNA 的阅读框架（读码框）发生改变，导致插入或缺失部位之后的所有密码子都跟着发生变化，结果产生一种异常的多肽链（图 4-5）。移码突变诱发的原因是一些像吖啶类染料分子能插入

DNA 分子，使 DNA 复制时发生差错，导致移码突变。

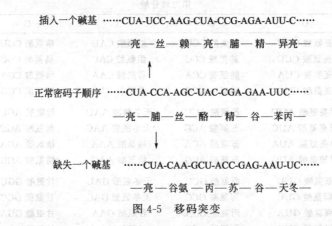

插入一个碱基 ……CUA-UCC-AAG-CUA-CCG-AGA-AUU-C……

—亮—丝—赖—亮—脯—精—异亮—

↑

正常密码子顺序 ……CUA-CCA-AGC-UAC-CGA-GAA-UUC……

—亮—脯—丝—酪—精—谷—苯丙—

↓

缺失一个碱基 ……CUA-CAA-GCU-ACC-GAG-AAU-UC……

—亮—谷氨—丙—苏—谷—天冬—

图 4-5 移码突变

(3) 动态突变 是指 DNA 分子中的核苷酸（主要为三核苷酸）重复序列的拷贝数发生扩增而产生的突变。例如，脆性 X 综合征（Fra X）患者的 X 染色体上存在脆性部位，它是由 $(CGG)_n$ 三核苷酸串联重复序列组成。在正常人群中，CGG 的拷贝数为 6～54 次之间，而在该病患者细胞中，重复拷贝数可达 200 以上。该病患者表现为智力低下，有语言障碍，性情孤僻。目前，已发现 10 多种与动态突变有关的遗传病，如肌强直性肌萎缩、亨廷顿舞蹈病、脊髓延髓肌萎缩等。

2. 根据遗传信息的改变方式

基因突变又可以分为同义突变、错义突变、无义突变和终止密码子突变等四种类型。

(1) 同义突变 有时 DNA 的一个碱基对的改变并不会影响它所编码的蛋白质的氨基酸序列，这是因为改变后的密码子和改变前的密码子是简并密码子，它们编码同一种氨基酸，这种基因突变称为同义突变。

(2) 错义突变 由于一对或几对碱基对的改变而使决定某一氨基酸的密码子变为决定另一种氨基酸的密码子的基因突变叫错义突变。这种基因突变有可能使它所编码的蛋白质部分或完全失活。

临床病例

镰形细胞贫血症

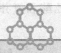

镰形细胞贫血症的遗传基础是人血红蛋白 β 珠蛋白基因发生错义突变：决定 β 多肽链第 6 位氨基酸（谷氨酸）的密码子由 CTT 变为 CAT，使它合成的 β 链第 6 位氨基酸由谷氨酸变为缬氨酸，进而产生异常血红蛋白（HbS）而导致红细胞镰变，镰变的红细胞引起血液黏滞度增高、局部血流停滞、各组织器官的血管阻塞、组织坏死等临床表现。

（3）无义突变　由于一对或几对碱基对的改变而使决定某一氨基酸的密码子变成一个终止密码子的基因突变叫无义突变。

（4）终止密码子突变　在DNA分子的终止密码子中，由于发生一个碱基的替换，使本来为终止密码子的UAA、UGA或者UAG突变为编码某一氨基酸的密码子，这称为终止密码子突变。

临床病例

α 地中海贫血

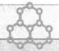

α地中海贫血，亦称α珠蛋白生成障碍性贫血，其遗传基础是人血红蛋白α珠蛋白基因发生终止密码突变：该基因第142位是终止密码子UAA，UAA中的U→C，突变为编码谷氨酰胺的密码子CAA，结果合成的α链延长为172个氨基酸，增加了31个氨基酸。这种合成的α链很容易被破坏，使α链合成减少，多余的β链形成异常血红蛋白结合在细胞膜上，引起红细胞膜不稳定，发生慢性溶血现象，导致贫血。

二、基因突变的特点

（1）基因突变在生物界中是普遍存在的　无论是低等生物，还是高等的动植物以及人，都可能发生基因突变。基因突变在自然界的物种中广泛存在。例如，棉花的短果枝、水稻的矮秆、糯性，果蝇的白眼、残翅，家鸽羽毛的灰红色，以及人的色盲、糖尿病、白化病等遗传病，都是突变性状。自然条件下发生的基因突变叫做**自然突变**，人为条件下诱发产生的基因突变叫做**诱发突变**。

（2）基因突变是随机发生的　它可以发生在生物个体发育的任何时期和生物体的任何细胞。一般来说，在生物个体发育的过程中，基因突变发生的时期越迟，生物体表现突变的部分就越少。基因突变可以发生在体细胞中，也可以发生在生殖细胞中。发生在生殖细胞中的突变，可以通过受精作用直接传递给后代。发生在体细胞中的突变，一般是不能传递给后代的。

（3）基因突变是稀有的　在自然状态下，对一种生物来说，基因突变的频率是很低的，据估计，在高等生物中，大约10万个到1亿个生殖细胞中，才会有一个生殖细胞发生基因突变。突变率是10^{-5}～10^{-8}。不同生物的基因突变率是不同的，而同一种生物的不同基因，突变率也不相同。

（4）大多数基因突变对生物体是有害的　由于任何一种生物都是长期进化过程的产物，它们与环境条件已经取得了高度的协调。如果发生基因突变，就有可能破坏这种协调关系。因此，基因突变对于生物的生存往往是有害的。例如，绝大多数的人类遗传病就是由基因突变造成的，人类的癌症的发生也和基因突变有密切的关系。

前沿聚焦

基因突变可以为人类所用

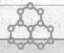

人类可以利用基因突变提高农作物的品质和产量。a. 诱变育种：通过诱发使生物产生大量而多样的基因突变，从而可以根据需要选育出优良品种。以色列培育“彩色青椒”关键技术就是把青椒种子送上太空，使其在完全失重状态下发生基因突变来育种。b. 害虫防治：用诱变剂处理雄性害虫使之发生致死的或条件致死的突变，然后释放这些雄性害虫，便能使它们和野生的雄性昆虫相竞争而产生致死的或不育的子代。

（5）基因突变是不定向的　一个基因可以向不同的方向发生突变，产生一个以上的等位基因。例如，控制小鼠毛色的灰色基因（A+）可以突变成黄色基因（AY）。也可以突变成黑色基因（a）。但是每一个基因的突变都不是没有任何限制的。例如，小鼠毛色基因的突变只限定在色素的范围内，不会超出这个范围。

（6）基因突变是可逆的　当一个基因发生突变后，突变后的基因若再次发生突变，可恢复到原来基因的状态，这种情况称为基因突变的可逆性。如果将基因 A 突变为 a 称为**正向突变**，那么，由基因 a 突变为 A 则称为**回复突变**。人类中出现的返祖现象，就是由于基因发生了回复突变引起的。

三、诱发基因突变的因素

通常情况下，基因是相对稳定的，但基因在受到某些内外因素的影响时，也可发生突变。根据基因突变发生的原因，可将其分为自发突变和诱发突变两类。

自发突变是指在自然状态下，没有人为干涉，未经人工处理所发生的突变。自发突变并不是没有原因的突变。在自然界中存在着各种物理、化学及生物因素，这些因素都可以引起基因发生突变，只不过不知道在某一基因突变的发生过程中是哪种因素起主导作用而已。

诱发突变是指人们有目的地利用某种理化因素去诱导基因发生突变。诱发突变使基因突变的频率大大增高。凡能诱发基因突变的各种内外环境因素，统称为诱变剂。诱变剂种类复杂多样，根据其性质分为物理因素、化学元素和生物因素等三种类型。

1．物理因素

（1）紫外线　是能够引起基因突变的常见因素之一，其主要是通过引起 DNA 两条链或单链 DNA 上两个胸腺嘧啶形成二聚体，从而改变基因中的碱基序列，DNA 复制至此，造成碱基配对错误，引起新合成链中碱基序列的改变。

（2）电离和电磁辐射　当一定强度或一定剂量的电离射线（如 α、β、γ 和 X 射线）或电磁波辐射击中遗传物质时，被吸收的能量引起遗传物质内部的辐射化学反应，导致染色体断裂、重排等畸变。

2．化学因素

（1）碱基类似物　此类物质的分子结构与碱基十分相似，在基因复制时，可以“冒充”

碱基掺入到基因中，引起基因突变。常见的碱基类似物有5-溴尿嘧啶、2-氨基嘌呤等。

（2）烷化剂类　这类诱变剂有一个或几个不稳定的烷基，能够与碱基发生化学反应，置换其中某些基团的氢原子，从而改变碱基的化学结构，使DNA分子复制时出现碱基配对的差错，最终导致基因突变。

（3）亚硝酸类化合物　能够引起DNA的碱基脱氨基，造成原有碱基分子结构和性质变化。如腺嘌呤脱去氨基后变成次黄嘌呤，次黄嘌呤不能与胸腺嘧啶配对，转而与胞嘧啶结合，经DNA复制后由原来的A-T碱基对变为G-C碱基对。

另外，还有吖啶类化合物、羟胺类和芳香族化合物等可引起基因和DNA的化学损伤。

3. 生物因素

研究表明，某些病毒和细菌可诱发基因发生突变，如乙肝病毒将其自身的DNA导入到人细胞DNA中，引起基因突变。一些逆转录病毒，带有病毒癌基因，可引起人类及脊椎动物细胞发生癌变。另外，一些RNA病毒也有诱发基因突变的作用。细菌和真菌所产生的毒素或代谢产物具有较强的诱变作用，如黄曲霉菌产生的黄曲霉素，具有致突变作用，它被认为是肝癌发生的重要诱发因素之一。

四、基因突变产生的后果及其对人类的影响

（1）中性突变　虽然一些突变改变了DNA分子的碱基序列，但是对基因和蛋白质的功能并不产生影响。例如在结构基因内发生的同义突变，不影响蛋白质（酶）合成；DNA分子非编码顺序或者重复顺序中产生的碱基改变，一般也不影响蛋白质（酶）合成，均属于中性突变。这种突变频率高，在基因组中每100～200bp中存在1bp改变，可以构成DNA分子的多态性。人类基因组的多态性就是这样形成的。

（2）分子病　由于基因突变，使它所编码的蛋白质发生相应的变化，结构异常或者数量减少，产生一系列病理变化所引起的疾病，即称**分子病**。分子病的种类很多，主要包括血红蛋白病、血浆蛋白缺乏症、免疫球蛋白缺乏症、受体缺乏及转运机制障碍等。

（3）遗传性代谢病　由于基因突变引起酶蛋白结构异常或者酶蛋白合成数量的减少，均可导致遗传性酶缺陷和代谢紊乱，从而引起**遗传性代谢病**。目前已发现遗传性代谢病约400余种，主要含有氨基酸、糖类、脂类和核酸等物质代谢异常。

临床病例

全身性白化病

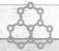

全身性白化病是一种典型的遗传性代谢病，相关基因定位在11q14～q21，基因全长50kb，现已发现20多种点突变。由于突变的基因不能表达出正常的酪氨酸酶，导致酪氨酸代谢出现异常，不能产生黑色素。患者表现出黑色素缺乏的临床症状：皮肤白皙，毛发银白或呈淡黄色，虹膜及瞳孔浅红色，羞明，视物模糊，可有眼球震颤，日晒皮肤易灼伤，暴露的皮肤易患皮肤癌。

(4) 恶性肿瘤　体细胞内的基因突变也是人类某些恶性肿瘤发生的重要原因。

临床病例

视网膜母细胞瘤

视网膜母细胞瘤是儿童时期视网膜肿瘤，遗传型视网膜母细胞瘤的发生归因于一个 *Rb* 基因在生殖细胞内发生突变，另一个 *Rb* 基因在体细胞内发生突变。在 *Rb* 杂合的视网膜细胞内发生体细胞突变，无正常的等位基因，因此，细胞无限制性增殖，形成视网膜肿瘤。第二种类型的称作散发型视网膜母细胞瘤，归因于两个 *Rb* 等位基因发生两次独立的突变。因为儿童遗传型视网膜母细胞瘤仅需要一次体细胞突变就可以发生肿瘤，其发生率大大高于散发型，且发病早；后者需要两次独立的体细胞突变，故发病晚。

第三节　人类基因组

前沿聚焦

人类基因组计划大事记

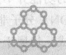

1990 年，人类基因组计划在美国正式启动。1991 年，美国建立第一批基因组研究中心。1993 年，桑格研究中心在英国剑桥附近成立。1997 年，法国国家基因组测序中心成立。1998 年，中国在北京和上海设立国家基因组中心。1999 年，中国获准加入人类基因组计划，承担 1%的测序任务，成为参与这一计划的唯一发展中国家。2000 年 6 月 26 日，中、美、日、德、法、英等 6 国科学家联合宣布，首次绘成人类基因组“工作框架图”。2001 年 2 月 12 日，6 国科学家联合在学术期刊上发表人类基因组“工作框架图”及初步分析结果。2001 年 8 月 26 日，人类基因组“中国卷”的绘制工作宣告完成。2003 年 4 月 14 日，中、美、日、德、法、英等 6 国科学家宣布人类基因组序列图绘制成功，人类基因组计划的所有目标全部实现。已完成的序列图覆盖人类基因组所含基因区域的 99%，精确率达到 99.99%，这一进度比原计划提前两年多。至此，人类基因组计划共耗资 27 亿美元，比原先预计的 30 亿美元有明显节省。

一、细胞核基因组

二倍体生物的生殖细胞中所包含的全套染色体称为一个染色体组，而一个染色体组中所包含的全部基因称为一个基因组。人体细胞中的DNA主要分布于细胞核中，少量分布在细胞质的线粒体中。

前沿聚焦

人体基因组图谱

人体基因组图谱好比是一张能说明构成每个人体细胞脱氧核糖核酸（DNA）的31亿个碱基对精确排列的“地图”。科学家们认为，通过对每一个基因的测定，人们将能够找到新的方法来治疗和预防许多疾病，如癌症和心脏病等。该图非常形象地把基因家族的各种基因描绘出来。

由于人类男女性染色体的差别，所以，人类细胞核基因组包括22条常染色体和X、Y两条性染色体上的全部基因信息。一个基因组中含有约3.1×10^9 bp，包括约2.6万个基因。

根据基因组中DNA序列重复出现频率的不同，可将基因组DNA序列分为以下几种形式。

（1）单拷贝顺序　在整个DNA分子中只出现1次或少数几次，主要是编码蛋白质的结构基因。除组蛋白、角蛋白和肌动蛋白以外，几乎所有的蛋白质基因都是单拷贝顺序，平均约为1000碱基对。单拷贝基因在整个基因组中所占比例最高。在人的细胞中约占DNA含量的一半。

（2）中等重复顺序　有些基因如核蛋白体RNA基因、tRNA基因、组蛋白基因等在DNA分子中可重复出现几十到几千次，占人细胞DNA含量的30%～40%。以rRNA为例，在大肠杆菌中重复频率为7，而果蝇中可重复1000次。可见真核细胞中重复顺序比原核细胞高得多。

（3）高重复顺序　可重复几百万次。往往是简单的重复顺序，如蟹的T-A-T-A-T-A-T。也有的较长，如非洲绿猴DNA是以172个碱基对的顺序为基础重复几万次。高重复顺序一般位于异染色质上，多数不编码蛋白质或RNA，其功能还不太清楚，主要是起间隔作用，可能与调控有关。

在重复顺序中还有一种反转重复顺序。其特点是一段碱基呈现回文结构，即一条单链回折即可形成互补的双链，故称为回文结构或发夹结构。这种结构对基因的复制与转录可能具有调节控制功能。

二、线粒体基因组

线粒体基因组的结构与特点：人类线粒体DNA由16569碱基对组成，为双链闭合环状裸露的DNA。共含有13个编码蛋白质的基因、2个rRNA基因和22个tRNA基因，其中编码蛋白质的基因分别为7个嘌呤链NADH脱氢酶亚单位基因、3个细胞色素氧化酶亚单位基因、2个ATP酶组分基因和1个细胞色素b基因。线粒体基因组是独立于细胞核基因组之外的自主复制单位。具有自己的特点：①无内含子，基因排列非常紧凑，基因密度高；②部分密码子不同于核内DNA的密码子，即有些密码子为线粒体特有，不能通用。如UGA不是终止子而是色氨酸密码子，AGA、AGG不编码精氨酸而是终止子，起始甲硫氨酸密码子有AUG、AUC、AUU和AUA四个，内部甲硫氨酸密码子有AUG和AUA两个，而核基因组的甲硫氨酸密码子只有1个AUG。

前沿聚焦

后基因组计划

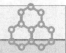

人类基因组序列图谱提前绘制完成后，则进入“后基因组学”时代。基因组学研究重心已开始从揭示生命的所有遗传信息转移到在分子整体水平对功能的研究上，这种转向的一个标志是产生了功能基因组学这一新学科。基因组学实际上是为功能基因组学做准备，一旦功能基因组学进入实质性的发展阶段，人类将可以从中获得更大的利益。功能基因组的任务是进行基因组功能注释，了解基因的功能，认识基因与疾病的关系，掌握基因的产物及其在生命活动中的作用。在使用全局方法进行研究时，研究人员同时检测大量基因的表达水平，从而在整体水平上获得关于基因功能及基因之间相互作用的信息。

我国已将后基因组计划的研究与开发工作列入12个国家重大科技专项之一，国家投入数亿元人民币，主要开展重大疾病、重要生理功能相关功能基因、中华民族单核苷酸多态性的开发应用，以及与人类重大疾病及重要生理功能相关的蛋白质、重要病原微生物功能基因组等研究。后基因组时代的到来，必将对生命科学提出更为严峻的挑战。

习　题

一、名词解释

1. 基因
2. 断裂基因
3. 基因转录
4. 翻译
5. 侧翼序列
6. 基因突变

二、填空题

1. 基因有三个基本特性：________、________、________。
2. 遗传信息的翻译大致分为________、________、________、________四个阶段。
3. 基因突变的特性包括________、________、________、________和________。

4. 碱基置换引起的基因突变分为四种主要类型：________、________、________和________。

三、选择题

1. 外显子的含义是指真核细胞中，(　　)。

A. DNA 的调控基因　　B. 结构基因中的非编码顺序

C. 结构基因中的编码顺序　　D. 编码顺序和非编码顺序的总称

2. 基因突变是指 (　　)。

A. 染色体数目的变化　　B. 染色体结构的变化

C. 蛋白质结构的变化　　D. 碱基对的组成或排列顺序的改变

3. 由于基因突变导致蛋白质分子结构或数量异常，这些异常蛋白质可以直接引起机体功能障碍，这类疾病称为 (　　)。

A. 遗传病　　B. 基因病　　C. 分子病　　D. 遗传性酶病

4. 人类出现的返祖现象，是由下列基因突变的哪种特性引起的。(　　)

A. 多向性　　B. 可逆性　　C. 有害性　　D. 稀有性

E. 随机性

5. 在一个 DNA 片段中发生哪种变化可引起移码突变。(　　)

A. 一个碱基对的转换　　B. 三个碱基对的重复　　C. 三个碱基对的缺失

D. 一个碱基对的插入　　E. 一个碱基对的颠换

6. 下列哪种情况属于转换。(　　)

A. A=T→C≡G　　B. C≡G→A=T　　C. T=A→C≡G

D. G≡C→T=A　　E. A=U→C≡G

四、简答题

1. 何谓碱基置换？碱基置换引起的基因突变主要有哪些类型？

2. 何谓断裂基因？简述真核细胞结构基因的结构。

3. 简述基因表达的概念及主要步骤。

4. 基因突变对人类有何影响？

【参考答案】

一、名词解释

1. 从分子生物学水平上看，基因是遗传的功能单位，是能够表达和产生基因产物(蛋白质或 RNA) 的全部核酸序列 (DNA 或 RNA)。

2. 真核生物基因的编码序列往往被非编码序列所分割，呈现断裂状的结构，故而也称断裂基因。编码序列称为外显子，间隔的非编码序列称为内含子。除外显子、内含子外，基因还包括与外显子、内含子相邻的 DNA 序列组件，它们对基因转录的起始和终止起调控作用。称为侧翼序列，包含启动子、增强子等。

3. 是以基因的一条链为模板，在 RNA 聚合酶的作用下，以 ATP、GTP、CTP、TTP 为原料，以碱基互补方式按 5′→3′方向合成与基因另一条链序列一致的 RNA 单链的过程。

4. 翻译是指将基因转录到 mRNA 上的遗传信息“解读”成蛋白质多肽链氨基酸排列顺序的过程。

5. 在每个断裂基因第一个外显子的上游和最末一个外显子的下游，都有一段不被转录的非编码区，称为侧翼序列。

6. 基因突变是指基因在分子结构上发生的碱基对的组成或排列顺序的改变。

二、填空题

1. 自我复制　基因决定性状　基因突变

2. 氨基酸的活化　肽链合成的起始　肽链的延长　肽链合成的终止与释放

3. 普遍性　随机发生性　稀有性　有害性　不定向性　可逆性

4. 同义突变　错义突变　无义突变　终止密码突变

三、选择题

1. C　2. D　3. C　4. B　5. D　6. C

四、简答题

1. 答：碱基置换是指 DNA 分子中一种碱基对被另一种不同的碱基对取代所引起的突变，也称点突变。碱基置换引起的基因突变分为四种类型即同义突变、错义突变、无义突变和终止密码突变。

2. 答：真核生物基因编码区中的编码序列是间隔的、不连续的，即能够编码多肽链的序列被一些不能编码多肽链的序列分割成若干段，形成镶嵌排列的断裂形式，称为断裂基因。它是由外显子、内含子和侧翼序列组成。外显子是指在断裂基因中，具有编码作用的 DNA 序列。内含子是指位于两个外显子之间、没有编码作用的 DNA 序列。侧翼序列不编码氨基酸，但对基因表达有调控作用。它主要包括启动子、增强子和终止子等。

3. 答：基因表达是指将基因所储存的遗传信息转变为由特定的氨基酸种类和序列构成的多肽链，再由多肽链构成蛋白质或酶分子，从而决定生物各种性状（表型）的过程。

基因表达的过程包括基因转录、RNA 的加工、翻译等步骤。

4. 答：基因突变对人类的影响主要表现在四个方面：①中性突变导致人类基因组的多态性；②由于基因突变，使它所编码的蛋白质发生相应的变化，结构异常或者数量减少，产生一系列病理变化所引起分子病；③由于基因突变引起酶蛋白结构异常或者酶蛋白合成数量的减少，均可导致遗传性酶缺陷和代谢紊乱，从而引起先天性代谢病；④体细胞内的基因突变是人类某些恶性肿瘤发生的重要原因。

第五章

单基因遗传与单基因病

学习目标

1. 掌握：系谱绘制和系谱分析方法；常染色体遗传病的遗传方式和系谱特点；性染色体遗传病的遗传方式和系谱特点。
2. 熟悉：单基因遗传在临床上的代表病、单基因遗传病的研究方法和系谱中常见的符号。
3. 了解：影响单基因遗传病表现的几种因素。

单基因遗传是指受一对等位基因控制的性状的遗传方式，又称孟德尔式遗传。单基因遗传病是指因一对等位基因中的一个（或一对）突变而引起的疾病，故也称孟德尔遗传病或单基因病。根据致病基因所在染色体的不同以及基因性质的不同，将单基因遗传病分为常染色体显性遗传病、常染色体隐性遗传病、X 连锁显性遗传病、X 连锁隐性遗传病、Y 连锁遗传病等。

第一节 系谱与系谱分析

系谱是指详细调查某种疾病在一个家族中的发生情况后，用规定的符号按一定格式将调查结果绘制成的患者与家族各成员间相互关系的图解。绘制系谱时常用的一些符号如图 5-1 所示。

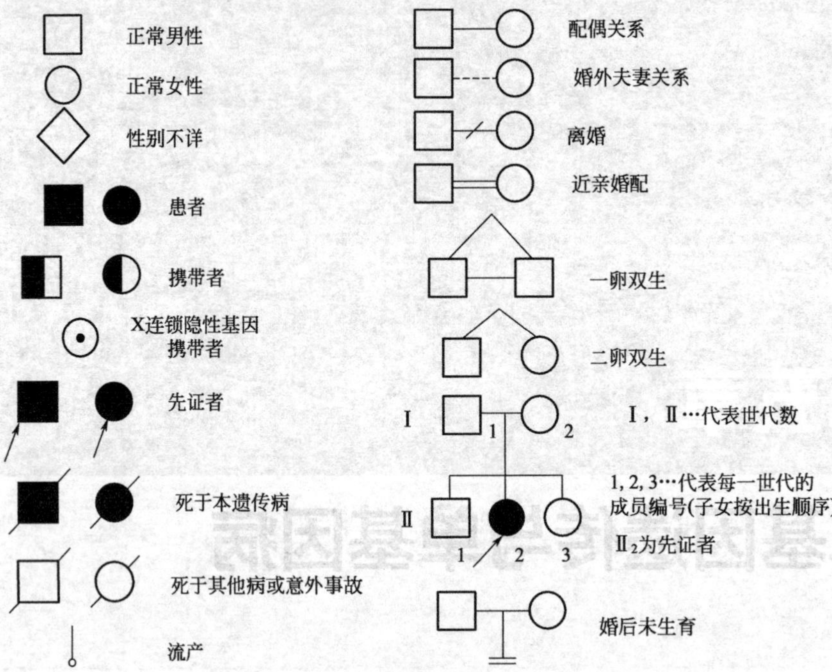

图 5-1 系谱中常用的符号

家族中第一个被医生或研究者发现的患某种遗传病或具有某种性状的成员，称为**先证者**。根据系谱，对家系进行回顾性分析，判断疾病是否有遗传因素的作用以及可能的遗传方式，称为**系谱分析**。

临床应用

遗传系谱分析“三部曲”

根据某遗传病的系谱图来分析判断该遗传病的遗传方式是做好系谱问题的关键。“三部曲”能快而准确地解决这类问题。

1. 观察判断显隐性

首先观察系谱图，看患者代代（指各亲代与子代之间）是否具有连续性。有连续性的往往是显性致病基因控制的遗传病；不连续的则由隐性致病基因控制(若图谱中有连续性和不连续现象，先以不连续为分析基础)。

2. 分析判断是伴性遗传还是常染色体遗传

判断出显隐性致病基因后，再看此遗传方式是否与性别有关。先从伴性遗传方式来考虑：若伴 Y 染色体遗传，则传男不传女；若是显性伴 X 染色体遗传，则患者女多男少；若是隐性伴 X 染色体遗传，则患者男多女少。如系谱符合这些条件，则为伴性遗传，否则为常染色体遗传。

3. 验证遗传方式

在初步推断的基础上，根据图谱写出相关亲代的基因型，验证子代是否能得到系谱中子代的哪些表现型。如验证结果与题意吻合，则证明推论成立。

第二节　常染色体遗传病

一、常染色体显性遗传病

如果控制一种性状或遗传病的基因位于常染色体上，且这种基因的性质是显性的，该遗传方式称为**常染色体显性遗传（AD）**。符合AD方式的遗传病称为**常染色体显性遗传病（AD病）**。

在AD病中，致病基因为显性基因（A），正常基因为隐性基因（a），则患病个体的基因型为AA和Aa，正常个体的基因型为aa。由于致病基因是由正常基因突变而来的，而突变的发生是稀有的事件，因此，常染色体显性遗传病的患者大多数是杂合子，很少见到显性纯合子的患者（AA）。

临床应用

常染色体显性遗传病的种类

常染色体显性遗传病的种类很多，临床较常见的有：家族性高脂蛋白血症、马尔芬综合征、威尔逊综合征、结肠息肉、软骨发育不全症、短指畸形、肾性糖尿病、先天性白内障、夜盲症、青光眼、视网膜母细胞瘤、先天性眼睑下垂、多指畸形、多囊肾、遗传性神经性耳聋、过敏性鼻炎、牙齿肥大症、多胎妊娠及尿崩症等。

1. 常染色体显性遗传病的系谱特点

短指（趾）症是典型的AD病，其主要症状是：患者手（足）由于指骨或掌骨（或趾骨）短小或缺如，致使手指（趾）变短。从该病系谱（图5-2）中可总结出AD病系谱有以下主要特点：①连续遗传，系谱中连续几代都有患者，且男女患病机会均等；②患者的同胞、子女患此病的可能性均为1/2；③患者的双亲中往往有一方是患者，且患者大多为杂合子；④双亲无病时，子女一般不发病，只有在突变发生的情况下才有例外。

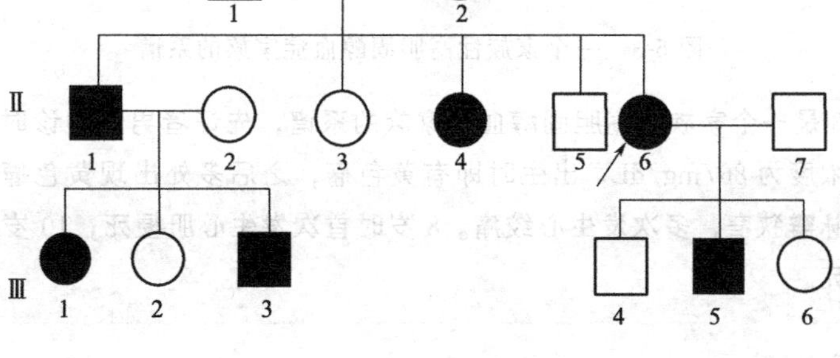

图5-2　一个短指症家族的系谱

在AD病中，杂合子患者（Aa）与正常人（aa）之间婚配，后代中有1/2的子女是正常人（aa），有1/2子女是患者（Aa）。这是常染色体显性遗传病家系中最常见的婚配类型。两个杂合子患者（Aa）之间婚配，他们的后代中有1/4的子女是正常人（aa），有3/4的子女是患者（AA、Aa）。

2. 常染色体显性遗传病的类型

基因表达受到多种复杂因素的影响，某些AD病杂合子患者与显性纯合子患者的表型并非完全一致，杂合子（Aa）可表现不同的表型，因此常染色体显性遗传有以下几种类型。

（1）完全显性遗传　AD病中，杂合子（Aa）患者与显性纯合子（AA）患者的表型完全相同，临床症状无区别，称完全显性遗传。例如短指（趾）症、家族性腺瘤样结肠息肉病、牙本质发育不全等。

（2）不完全显性遗传　当杂合子（Aa）的表型介于显性纯合子（AA）和隐性纯合子（aa）的表型之间时，称为不完全显性遗传，又称半显性遗传。例如β型地中海贫血症、软骨发育不全、家族性高胆固醇血症等。

临床病例

家族性高胆固醇血症

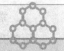

该病致病基因（FH）已定位于19p13，长约45kb，含18个外显子。突变后引起细胞膜上低密度脂蛋白受体（LDLR）缺陷，导致血清中游离胆固醇过多，出现黄瘤、角膜老年环及冠心病。

血清胆固醇检测结果显示：正常人为150～250mg/dL；杂合子为300～400mg/dL（罹患冠心病年龄40～60岁）；纯合子则大于600mg/dL（罹患冠心病年龄约20岁）。

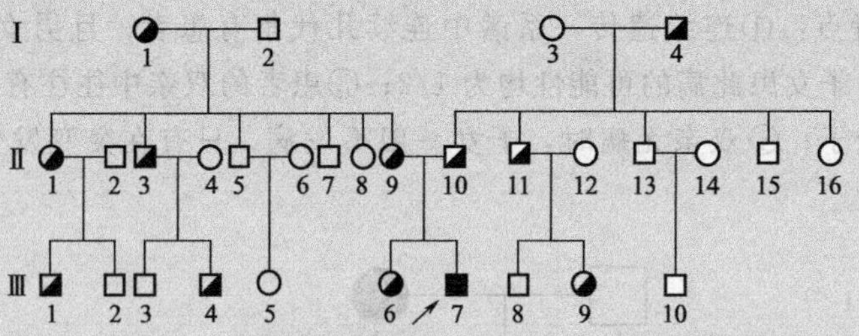

图5-3　一个家族性高胆固醇血症家族的系谱

图5-3是一个家族性高胆固醇血症家族的系谱，先证者男性初诊时为6岁，血清胆固醇浓度为867mg/dL，出生时即有黄色瘤，之后多处出现黄色瘤，并有角膜环和主动脉瓣狭窄，多次发生心绞痛。8岁时首次发生心肌梗死，10岁时在冠脉搭桥术后猝死。

（3）共显性遗传　共显性是指等位基因处于杂合状态时，彼此间没有显性和隐性的区别，两者的作用都完全得到表现。人类大多数血型系统的遗传、HLA 系统的遗传均呈现共显性。

案例分析

人类 ABO 血型

人类 ABO 血型系统是由红细胞膜上的抗原决定，且受控于 9q34 上的三个复等位基因：I^A，I^B 和 i。其中 I^A 编码 A 抗原，I^B 编码 B 抗原，i 基因为无效基因，无基因产物。I^A 和 I^B 均对 i 显性，I^A 和 I^B 之间是共显性关系。因此，这三个等位基因所组成的 6 种基因型可决定 4 种血型：A 型血（I^AI^A、I^Ai）、B 型血（I^BI^B、I^Bi）、AB 型血（I^AI^B）和 O 型血（ii）（表 5-1）。

表 5-1 六种基因型和四种表型

血　型	红细胞抗原	血清中的天然抗体	基 因 型
A	A	β	I^AI^A、I^Ai
B	B	α	I^BI^B、I^Bi
AB	A,B	—	I^A、I^B
O	—	α,β	ii

根据遗传规律，只要已知双亲的血型，就可以推测出子女可能有和不可能有的血型（表 5-2）。

表 5-2 双亲与子女 ABO 血型遗传规律

双亲的血型	子女可能有的血型	子女不可能有的血型
A×A	A,O	B,AB
A×B	A,B,AB,O	
A×AB	A,B,AB	O
A×O	A,O	B,AB
B×B	B,O	A,AB
B×AB	A,B,AB	O
B×O	B,O	A,AB
AB×AB	A,B,AB	O
AB×O	A,B	AB,O
O×O	O	A,B,AB

（4）不规则显性遗传　由于遗传背景（修饰基因）或环境因素的影响，显性致病基因的表达程度表现出轻重不同的临床症状，甚至失去显性特点而不表现。杂合子个体在不同条件下，可以表现为显性，也可以表现为隐性，导致显性遗传规律出现不规则，这种遗传方式称为不规则显性遗传。

临床病例

多指（趾）症

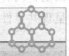

多指（趾）症患者的主要症状是指（趾）数增多，增加的指（趾）可以是轴前，也可以是轴后；可以有完整的全指（趾）发育，也可以只有软组织增加而形成的赘生物。从图 5-4 轴后多指症系谱中看到，先证者Ⅱ$_2$ 的父母表型都正常，但他的伯父Ⅰ$_2$ 是多指（趾）症患者，由此推断，他的父亲Ⅰ$_3$ 也可能是杂合子，由于其遗传背景或环境因素的影响，而使显性基因（A）的作用未能表现，所以表现出正常手指（趾），但并不影响其将致病基因传给后代，所以Ⅰ$_3$ 的子女得到该致病基因患病。可见，隔代遗传在不规则显性遗传病的系谱中较常见。

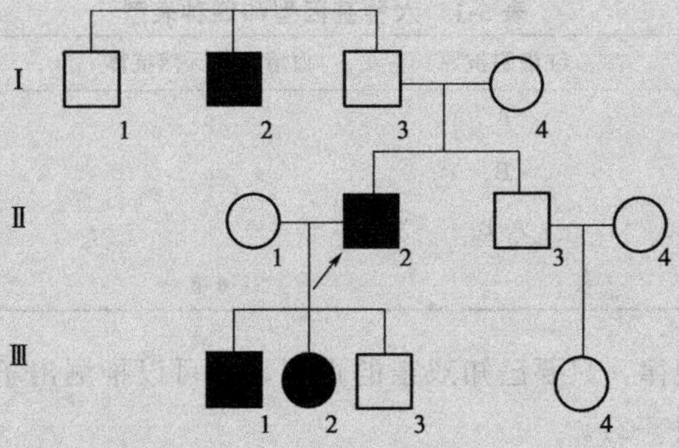

图 5-4　一个轴后多指症家族的系谱

（5）延迟显性　带有显性致病基因的杂合子个体，在生命早期未表现出疾病状态，到一定年龄阶段才发病，称为延迟显性。

临床病例

Huntington 舞蹈病

Huntington 舞蹈病是一种缓慢起病的神经系统疾病。患者有进行性不自主的舞蹈样运动，以下肢的舞蹈动作最常见，并可合并肌强直。病情加重时，可出现精神症状，如抑郁症，并有智能衰退，最终成为痴呆。在发病后平均 15～16 年后死亡。多数杂合子个体在青春期前无临床表现，35～40 岁时才发病，且随年龄的增大发病率逐渐增加，到 60 岁时发病率可达 94%。这里，年龄对发病是一个重要的影响因素。本病杂合子在个体发育早期，致病基因并不表达，但到一定年龄后，致病基因的作用方表达出来，表现出延迟显性的特点。

二、常染色体隐性遗传病

如果控制一种性状或遗传病的基因位于常染色体上，且这种基因的性质是隐性的，该遗传方式称为**常染色体隐性遗传（AR）**。符合AR方式的遗传病称为**常染色体隐性遗传病（AR病）**。

在AR病中，致病基因为隐性基因（a），正常基因为显性基因（A），则患病个体的基因型为aa，正常个体的基因型为AA和Aa。当个体处于杂合子（Aa）状态时，由于有显性基因（A）的存在，致病基因（a）的作用被掩盖而不能表现，所以杂合子不发病，这种表型正常但带有致病基因的杂合子（Aa），称为**携带者**。

1. 常染色体隐性遗传病的系谱特点

白化病是典型的AR病，其主要症状是：皮肤呈白色或淡红色，可因日晒而出现灼伤，暴露的皮肤甚至可发生恶性黑色素瘤，毛发很白或为淡黄色，虹膜及瞳孔呈浅红色，羞明，部分患者有屈光不正、斜视和眼球震颤等症状。

从该病系谱（图5-5）中可总结出AR病系谱有以下主要特点：①不连续传递，系谱中患者往往是散发的病例；②患者的同胞中约有1/4为患者，男女发病机会均等；③患者的双亲往往表型正常，但他们都是致病基因的携带者；④近亲婚配可使子女发病风险明显增高。

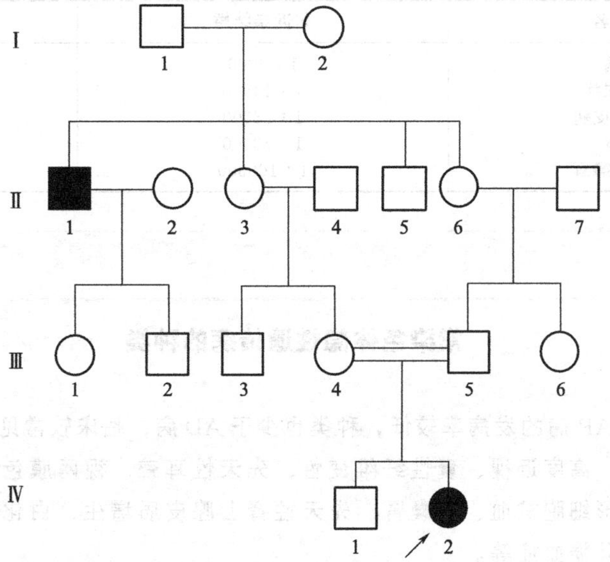

图5-5　一个白化病家族的系谱

2. 近亲婚配增高子代AR病发病风险

（1）近亲婚配　所谓**近亲婚配**是指在三代之内有共同祖先的男女进行婚配。**亲缘系数**是指两个有共同祖先的个体在某一基因位点具有相同等位基因的频率。有血缘关系的个体，可能携带相同的等位基因，血缘关系越近则携带有相同等位基因的概率越高，即亲缘系数越大（表5-3）。

表 5-3 亲缘关系与亲缘系数

与先证者的亲缘关系	亲缘系数
单卵双生	1
一级亲属 （父母、同胞、子女、双卵双生）	1/2
二级亲属 （祖父母/外祖父母、叔姑/舅姨、侄/甥、孙子女/外孙子女）	1/4
三级亲属 （曾祖父母/外曾祖父母、曾孙子女/外曾孙子女、表兄妹/堂兄妹）	1/8
四级亲属 （表叔姑/表舅姨）	1/16
五级亲属 （表堂兄妹）	1/32

（2）近亲婚配子女 AR 病的发病风险高于随机婚配 人群中致病基因的频率低，约为 1/100～1/1000，携带者频率约为致病基因的 2 倍，即 1/50～1/500，故 AR 病的致病基因大部分存在于携带者之中。如以致病基因频率为 1/100 计算，携带者的频率是 1/50，随机婚配所生子女隐性遗传病的发病风险为 1/50×1/50×1/4＝1/10000，表亲婚配者为 1/50×1/8×1/4＝1/1600，近亲婚配发病率是随机婚配的 6.25 倍。如果以致病基因频率为 1/1000 计算，携带者的频率是 1/500，随机婚配子女发病风险为 1/500×1/500×1/4＝1/1000000，表亲婚配者 1/500×1/8×1/4＝1/16000，两者比较，近亲婚配发病风险提高 625 倍。可见，近亲婚配子女 AR 病的发病风险高于随机婚配，且越是罕见的 AR 病，近亲婚配的相对危害性越大（表 5-4）。

表 5-4 常染色体隐性遗传病近亲结婚的发病情况

病 名	非近亲结婚	表兄妹结婚
白化病	1∶4000	1∶3000
苯丙酮尿症	1∶14500	1∶1700
色素性干皮病	1∶23000	1∶2200
全色盲	1∶73000	1∶4100
先天性鱼鳞癣	1∶100300	1∶1600

临床应用

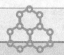

常染色体隐性遗传病的种类

群体中 AR 病的发病率较低，种类也少于 AD 病，临床较常见的常染色体隐性遗传病有：高度近视、囊性纤维变性、先天性耳聋、视网膜色素变性、苯丙酮尿症、镰形细胞贫血、多囊肾、先天性肾上腺皮质增生、白化病、婴儿黑蒙性白痴、半乳糖血症等。

第三节 性连锁遗传病

如果控制一种性状或遗传病的基因位于性染色体（X 或 Y 染色体）上，并伴随性染色体传递，该遗传方式称性连锁遗传或伴性遗传。由性染色体上致病基因引起的疾病称为**性连锁遗传病**。

由于男性只有一条X染色体，Y染色体上缺少与之相应的等位基因，因此对于X染色体上的基因来说，男性只有成对等位基因中的一个，故称为**半合子**。由于男性的X染色体只能从母亲传来，将来只能传给女儿，不存在从男性到男性的传递，故称为**交叉遗传**。

一、X连锁显性遗传病

当引起性状或遗传病的基因位于X染色体上，其性质是显性时，这种遗传方式称为**X连锁显性遗传（XD）**，符合XD方式的遗传病称为**X连锁显性遗传病（XD病）**。

女性中基因型为X^AX^A、X^AX^a的个体患病，X^aX^a个体正常；男性中基因型X^AY个体患病，X^aY个体正常。人群中女性患者多于男性患者，约是男性患者的2倍。另外，由于人群中致病基因频率很低，故临床上很少看到纯合子（X^AX^A）女性患者，女性患者的基因型绝大多数是杂合子（X^AX^a）。杂合子女性患者的病情常较轻，可能是正常等位基因起到功能补偿的作用。目前所知XD病不足20种。

家族性低磷酸血症佝偻病（抗维生素D性佝偻病，VDRR）是典型的XD病，致病基因定位于Xp22。患儿多于1周岁左右发病，最先出现的症状为“O”形腿，严重的有进行性骨骼发育畸形、多发性骨折、骨痛、不能行走、生长发育缓慢等症状。女性患者的病情较男性患者轻，少数仅表现出低磷酸盐血症，而无佝偻病的骨骼变化。

从该病系谱（图5-6）中可总结出XD病系谱有以下主要特点：①人群中女性患者多于男性患者，但病情常较轻；②患者的双亲中有一方是该病患者，如果双亲都无病，则子代一般不会发病。若发病，则该患者可能来源于新的基因突变；③男性患者的女儿全部为患者，儿子全部正常，女性患者（杂合子）的女儿和儿子中各有1/2可能是患者；④系谱中常可看到连续传递现象。

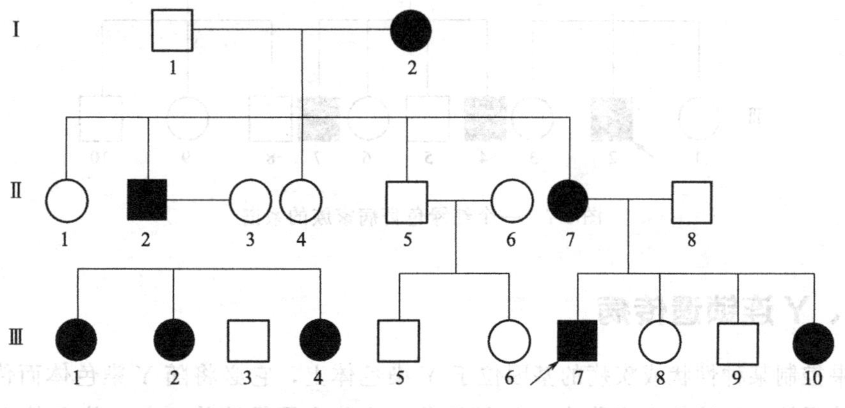

图5-6　一个抗维生素D性佝偻病家族的系谱

二、X连锁隐性遗传病

当引起性状或遗传病的基因位于X染色体上，其性质是隐性时，这种遗传方式称为**X连锁隐性遗传（XR）**，符合XR方式的遗传病称为**X连锁隐性遗传病（XR病）**。

女性中基因型为 X^aX^a 的个体患病，X^AX^A、X^AX^a 个体正常；男性中基因型 X^aY 个体患病，X^AY 个体正常。由于女性杂合子 X^AX^a 隐性致病基因控制的性状不显示出来，因而存在女性携带者，而男性是半合子，只要 X 染色体上有致病基因（X^aY）就会发病，故男性患者多于女性。常见的 XR 病有红绿色盲、血友病、G-6-PD 缺乏症、肾性尿崩症、肌营养不良症等。

XR 病的典型病例是人类的红绿色盲。红绿色盲个体对红色或绿色的辨色能力不足或缺乏。决定红绿色盲的基因是位于 Xq28 的两个紧密相连的基因座：红色色盲基因（*CBP*）和绿色色盲基因（*CBD*），现均被克隆。一般将它们统一起来作为一种病症来分析。据报道，男性发生率为 7.0%，女性为 0.5%。由此可以看出男性红绿色盲的频率远高于女性。

图 5-7 是一个红绿色盲的系谱，第二代未见患者，但第三代出现患者，说明第二代中两位女性 $Ⅱ_1$、$Ⅱ_4$ 为致病基因携带者，她们的致病基因来自父亲 $Ⅰ_1$。从该病系谱（图 5-7）中可总结出 XR 病系谱有以下主要特点：①人群中男性患者多于女性患者，系谱中往往只有男性患者；②双亲无病时，儿子可能发病，女儿则不会发病；③女儿发病，则父亲一定是患者，母亲是携带者或是患者；儿子发病，其致病基因一定来自携带者母亲；④男性患者的兄弟、外祖父、舅父、姨表兄弟、外甥及外孙等也有可能是患者。

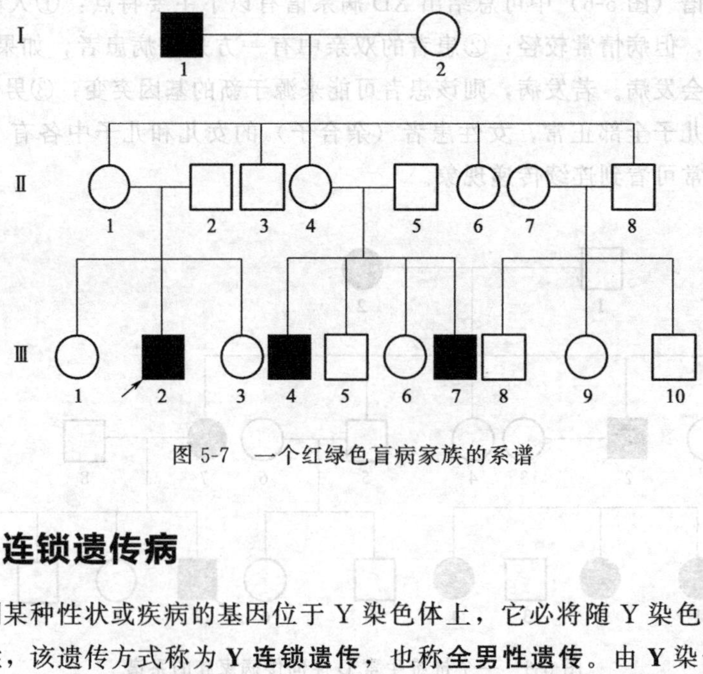

图 5-7 一个红绿色盲病家族的系谱

三、Y 连锁遗传病

如果控制某种性状或疾病的基因位于 Y 染色体上，它必将随 Y 染色体而传递，从男性传给男性，该遗传方式称为 **Y 连锁遗传**，也称**全男性遗传**。由 Y 染色体上的致病基因引起的疾病称为 **Y 连锁遗传病**。

由于 Y 染色体很小，基因较少，现已发现的 Y 连锁遗传病仅有约 19 种，其中较常见的为外耳道多毛症，该病患者到了青春期，外耳道中可长出 2～3cm 的成丛黑色硬毛，常可伸出耳孔之外。由于该病致病基因位于 Y 染色体上，因此患者仅限于男性。图 5-8 是一个外耳道多毛症系谱，该家系中所有男性均有此症状。

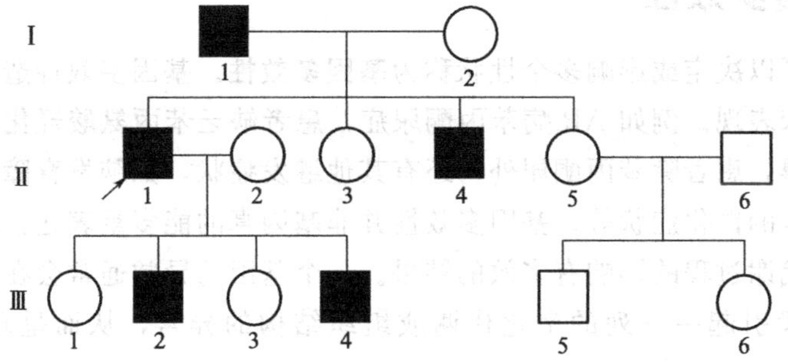

图 5-8　一个外耳道多毛症家族的系谱

第四节　影响单基因遗传效应的因素

一、表现度和外显率

表现度是指基因在个体中的表达程度。由于遗传背景和环境因素的不同，具有同一基因型的不同个体或同一个体的不同部位，表型缺陷严重程度可有显著的差异，称**表现度不一致**。表现度轻的患者，所生子女并非就是轻型的。**外显率**是指在带有显性致病基因的全部杂合子个体中，表现出相应病理表型的个体所占的百分率。完全外显时，外显率为 100%，外显率低于 100%时称为**外显不全**。

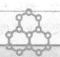

临床应用

表现度不一致在遗传病中的体现

成骨发育不全症属于 AD 病，它的主要症状是：耳聋、蓝色巩膜、骨质脆弱以致易于骨折。由于表现度不一致，有的患者只表现蓝色巩膜，有的除蓝色巩膜外，还表现耳聋，严重者除三大症状全部表现外还有牙齿半透明、指甲发育不全等症状。

Marfan 综合征是一种少见的结缔组织遗传病，临床表现为：身体瘦高、四肢细长，手指如蜘蛛样，常见漏斗胸、脊柱侧凸；眼部晶状体脱位；大部分患者有心血管疾病。本病重型患者可有骨骼、眼、心血管系统的严重损害，心血管畸形常引起患者过早死亡；轻型患者只有少数器官轻度损伤。同一家庭中的不同患者可呈现出不同器官、不同程度的损害，虽然显性的致病基因都表达了，但表达的程度差异很明显。

多指（趾）症致病基因可以表现为指数多少的不一、桡侧多指与尺侧多指不一、手多指与脚多趾的不一、软组织的增加和掌骨的增加程度不一等。这些差异既可出现在不同个体，也可出现在同一个体的不同部分。

二、基因多效性

一个基因可以决定或影响多个性状称为**基因多效性**。基因多效性造成一种遗传病可以有复杂的临床表现。例如AR病苯丙酮尿症，患者缺乏苯丙氨酸羟化酶，造成体内苯丙氨酸代谢障碍，患者除苯丙酮尿外，还有其他继发症状，如脑发育障碍而导致智力低下、皮肤有轻微的白化症状等。基因多效性并非基因真的能多重表达，而是基因表达产物对机体复杂代谢过程的影响有多效的结果。一个基因的异常通常会在不同组织或个体发育的不同阶段引起一系列的生化代谢或组织结构的异常，从而呈现出疾病的多种表现。

三、遗传异质性

表型相同或相似而基因型不同的遗传现象称为**遗传异质性**。例如，先天性耳聋中约70%由遗传因素引起，遗传方式主要是AR（占75%～85%），此外还有AD和XR。目前已发现AR的先天耳聋共有35个基因位点，这35个位点上任一基因纯合，均可导致先天性耳聋。如果一对耳聋夫妇的致病基因不在相同的基因位点上，所生子女均不耳聋。另外，先天性耳聋有约20%是环境所致，与致病基因无关，不会遗传给后代。如母亲在妊娠早期感染风疹病毒，可严重影响胎儿内耳发育导致先天性耳聋，表型与AR先天性耳聋完全相同。这种因环境因素作用使个体表现出与某一特定基因作用产生的表型相同或相似的现象称为**表型模拟**。遗传异质性和表型模拟现象比较普遍，临床症状相似的两个病例，由于遗传基础不同，其遗传方式、发病年龄、病程进展、病情严重程度、预后及再发风险等都有可能不同，所以在进行遗传咨询、优生指导时对遗传异质性要给予高度重视。

前沿聚焦

遗传性耳聋的产前诊断病例分析

在AR耳聋患者中，约有50%为*GJB2*基因突变引起，显示这一基因为先天性耳聋的主要病因。中国流行病学调查研究表明，21%的耳聋患者带有*GIB2*基因突变。对于有再生育要求的聋儿家庭，在确定聋儿为遗传性耳聋以及父母的基因型后，对其父母的再生育风险进行评估后，取得父母的知情同意后，进入产前诊断流程。通过基因检测，发现一耳聋患儿的基因型为*GJB2*复合突变235delC/299_300delAT，证实先证者的耳聋由*GJB2*基因突变导致，其父母经*GJB2*基因检测确定为*GJB2*基因突变的携带者，父亲为GJB2 299_300delAT单杂合突变，母亲为GJB2 235delC单杂合突变，证实先证者的双等位基因突变分别来自父母，因*GJB2*基因呈常染色体隐性遗传模式，因此父母再生育聋儿的风险为25%。在妊娠20周，对怀孕母亲行羊水穿刺手术，通过产前诊断胎儿的遗传状态，结果显示胎儿基因型和先证者不同，为GJB2 299_300delAT单杂合突变，证实胎儿*GJB2*基因分别遗传了一个来自父亲的基因突变和一个来自母亲的正常基因，胎儿的基因型和先证者的父亲相同。基于产前诊断结果，门诊为该家庭进行了耳聋遗传咨询，认为从理论上胎儿不会重复先证者的听力表现，为 *GJB2* 基因突变携带者，因此建议其家长可继续妊娠。小孩出生后听力正常，与产前诊断结论一致，建议小孩成年后检测其配偶有无 *GJB2* 突变，指导其生育正常下一代。

四、从性遗传和限性遗传

(1) 从性遗传　如果位于常染色体上的基因所决定的性状，在男性和女性中呈现不同的表现型，该遗传方式称为**从性遗传**。从性遗传与性连锁遗传都与性别有密切关系，但它们的遗传方式完全不同。性连锁遗传的基因位于性染色体上，而从性遗传的基因位于常染色体上。

临床病例

从性遗传的典型病例

具有从性遗传特点的遗传病中，男性患者的典型病例有原发性血色病、遗传性早秃、先天性幽门狭窄、胃及十二指肠溃疡、膀胱癌、内耳性眩晕症、哮喘等；女性患者的典型病例有风湿性关节炎、甲状腺肿瘤、胆石症、右房室瓣（二尖瓣）狭窄、周期性偏头痛、三叉神经痛等。

原发性血色病是一种 AR 病，由于铁代谢障碍，含铁血红素在组织中大量沉积，造成多种器官损害，表现为皮肤色素沉着、肝硬化、糖尿病三联综合征，症状发生较迟，由于铁质蓄积达到 15～30g 方可产生症状，所以 80% 的病例在 40 岁以后发病。本病患者男性明显多于女性，且女性发病较迟，这是因为女性通过月经、妊娠和哺乳一生可丧失铁 10～35g，故难以表现铁质沉着症状。

遗传性早秃，又称男型秃发，是一种 AD 病，它的表现受个体性激素的影响，男性杂合子（Aa）会出现早秃，女性杂合子（Aa）则不表现早秃，女性只有纯合子（AA）才出现早秃，但也仅表现为头发稀疏，极少全秃。

(2) 限性遗传　如果位于常染色体或性染色体上的基因，只在一种性别中表现，在另一性别中则完全不能表现，但这些基因仍可以传给后代，该遗传方式称为**限性遗传**。例如，由常染色体隐性基因决定的子宫阴道积水，只有女性纯合子才表现出相应症状，男性有这种致病基因时，可以将致病基因传给后代，却无法表现该病症状。

临床病例

睾丸女性化综合征

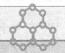

睾丸女性化综合征又称雄激素不敏感综合征或46，XY性逆转，该病患者仅限于男性，属于男性假两性畸形。临床症状：外表为女性表型，乳房发育，身材偏高，臂长，手足巨大；外生殖器呈女性型，小阴唇发育差，阴道短，上段为盲端，阴毛、腋毛稀少或缺如，无卵巢、子宫及输卵管；生殖腺睾丸常位于腹股沟或在腹腔中，有时可降至大阴唇，外观尚正常，但青春期后不再成熟，呈幼稚型。该病致病基因为隐性，位于X染色体上。患者睾丸内有发育良好的间质细胞，可分泌正常水平的雄激素，但由于基因缺陷，患者体细胞不能形成相应的雄性激素受体，组织细胞对雄激素不敏感，导致男性外生殖器在胎儿期就朝着女性方向发育，形成阴唇、阴道和阴蒂，青春期亦表现出女性的第二性征。

五、遗传印记

同一染色体或基因由于分别来自不同性别的亲本，而表现出功能上的差异，形成不同的表型效应，这种现象称为**遗传印记**，亦称基因组印记或亲代印记。遗传印记是哺乳动物及人类普遍存在的一个遗传现象，较典型的病例是Huntington舞蹈病。该病致病基因若为母源传递，则子女的发病年龄与母亲相似且症状不加重；致病基因若为父源传递，则子女的发病年龄比父亲的发病年龄略有提前，在有的家系中可以提前到20岁左右，且病情较重。

临床病例

15号染色体长臂缺失

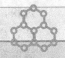

15号染色体长臂缺失，即del（15）（q11—13），由于带有不同亲本的遗传印记，在临床上表现出两种不同的综合征：一种是Angelman综合征（AS），又称快乐木偶综合征，临床表现为严重的智力低下、癫痫、运动及平衡功能发育延迟、且有大嘴、呆笑等特殊面容；另一种是Prader-Willi综合征（WPS），又称侏儒-肥胖-智力低下综合征，临床表现为轻度智力低下、过度肥胖、身材矮小、小手小脚，特殊面容为双额间距狭窄，杏仁形眼裂，上唇薄，嘴角向下等。当患儿有缺失的第15号染色体来自母亲，则表现为AS，若来自父亲则表现为WPS。

六、遗传早现

有些遗传病（主要是AD病）在世代传递过程中，有发病年龄逐代提前和病情程度逐代加重的现象，称为**遗传早现**。例如脊髓小脑性共济失调、Huntington 舞蹈病、强直性肌营养不良等。目前已知许多遗传早现都与有关基因的短串联重复序列的动态突变有关。

病例分析

脊髓小脑性共济失调

脊髓小脑性共济失调是一种 AD 病，发病年龄一般为 35～40 岁，早期表现为行走困难，站立摇摆不定，语言不清；晚期则有下肢瘫痪。在图 5-9 系谱中，I_1、II_3、III_9、IV_1 发病年龄分别为 42 岁、35 岁、24 岁、19 岁，逐代递减，且 IV_1 病情最为严重，19 岁就已瘫痪。

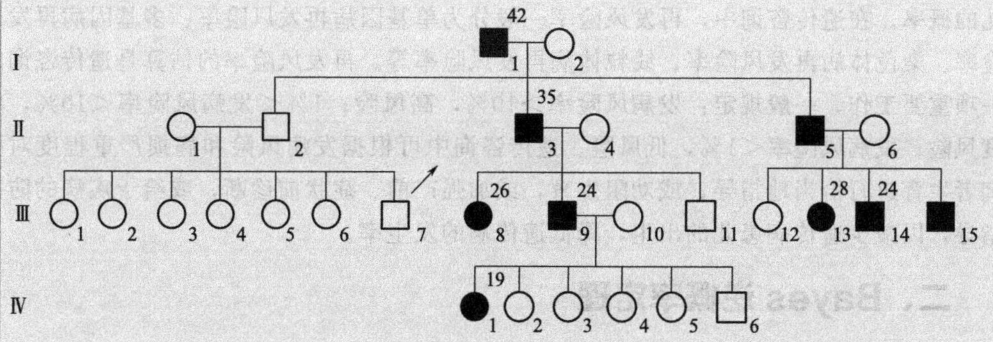

图 5-9　一个脊髓小脑性共济失调家族的系谱

可见，脊髓小脑性共济失调具有明显的遗传早现现象，并且这种早现建立在致病基因经父亲传递的基础上，所以此病亦有遗传印记现象。

第五节　单基因遗传病再发风险的估算

一、概率与再发风险率

1．概率

用一个在 0～1 之间的实数，对某一随机事件（遗传病或性状）发生可能性大小进行度量，称为概率。当概率为 0 时，表示该事件不可能发生；当概率为 1 时，表示该事件必然发生；当概率为 0.75 时，表示该事件发生的可能性是 75%（或 3/4）。概率一般用小数、分数或百分数表示。

概率计算遵循加法法则和乘法法则两个基本法则。

（1）乘法法则　两个（或两个以上）独立事件（可以同时出现），共同出现的概率等于它们各自出现的概率之积，这就是乘法法则。假设事件 A 出现的概率为 $P(\mathrm{A})$，事件B出现的概率为P(B)，则同时出现事件A和B的概率等于它们各自概率之积，即P(AB)=P(A)×P(B)。

例如，一对夫妇，第一胎生男孩的概率为0.5，第二胎生男孩的概率也是0.5，那么该夫妇生育两个男孩的概率为0.5×0.5=0.25。

(2) 加法法则　两个（或两个以上）互斥事件（不可能同时出现），假设事件A出现的概率为P(A)，事件B出现的概率为P(B)，则出现事件A或事件B的概率等于它们各自概率之和，即P(A或B)=P(A)+P(B)，这就是加法法则。

例如，怀男孩的概率为0.5，怀女孩的概率也是0.5，不可能同时为男和女，因此，胎儿是男或女的概率等于1。

2. 再发风险率

又称患病风险或遗传风险，是指家庭中曾生育过某遗传病患者，再生育该遗传病患儿的概率。在遗传咨询中，再发风险率一般分为单基因病再发风险率、多基因病再发风险率、染色体病再发风险率、线粒体病再发风险率等。再发风险率的估算是遗传咨询的一项重要工作，一般规定：发病风险率>10%，高风险；1%<发病风险率<10%，中度风险；发病风险率<1%，低风险。遗传咨询中可根据发病风险和病损严重程度对咨询者生育进行恰当地指导，或劝阻生育，或加强产前、症状前诊断，或给予疾病的防范指导，以减少遗传病患儿的出生，降低遗传病的发生率。

二、Bayes 逆概率定理

1763年Bayes T. 首次提出两种相互排斥事件的相对概率理论，即Bayes逆概率定理（通常称为Bayes分析），该定理常用于准确计算遗传病的再发风险率，后来被逐渐应用于遗传咨询工作中。Bayes法的原理是根据事件已发生的结果反过来推算形成这种结果的各种概率，从而得出子代的发病风险率。具体计算时需要做以下4种概率的推算。

(1) 前概率　根据系谱图、遗传方式、孟德尔遗传和群体遗传定律等，在已列出有关成员可能有的基因型的基础上，推算某成员基因型的理论概率。

(2) 条件概率　根据以下三个方面推断在某种遗传假设下产生某种特定情况的概率。

① 本人的表现型（不同年龄组发病率，外显率）。

② 子女的表现型（正常，患病）。

③ 试验数据（生化指标测定，分子指标测定数据）。

(3) 联合概率　为“前概率×条件概率”，即某一基因型前提下，前概率和条件概率说明的2个事件同时出现的概率。

(4) 后概率　为“联合概率÷各项联合概率之和”，即联合概率的相对概率。

三、Bayes 分析法估算单基因遗传病再发风险

在单基因遗传病再发风险估计时分以下两种情况。①如果双亲的基因型通过双亲本人或家庭其他成员的患病情况可以准确估计，则根据不同的遗传方式和孟德尔定律可以

推算子女的再发风险。一般遵循以下原则：a. 常染色体显性遗传病再发风险率一般为50%；b. 常染色体隐性遗传病为25%；c. X连锁隐性遗传病，母亲是携带者，男孩患病风险为50%，女儿有50%是携带者；若父亲是患者，男孩全部正常，女孩都是杂合子。②当双亲基因型不确定时，可用Bayes分析法对后代的发病风险做出估算。

1. Bayes分析常染色体显性遗传

在常染色体显性遗传中，一般情况下，一个个体只要具有显性致病基因就会发病，但在外显不全和延迟显性两种情况下则可能不发病或暂时不发病，这必将影响患者亲属中再发风险的估算。因此，用Bayes分析法将上述两种特殊因素估计在内，发病风险的计算结果将更为准确。

例1，一个常染色体显性遗传病男性患者，其妻子正常。该病的外显率为80%，那么患者目前表型正常的女儿（咨询者）及其后代携带该病致病基因的风险如何？

该男性患者是常染色体显性杂合子（Aa），其女儿（咨询者）是携带者（Aa）的概率为1/2（前概率）。如果咨询者是携带者（Aa），但不表现出症状的概率为1－80%＝20%＝1/5（条件概率）。如果咨询者不是携带者，那基因型只能是（aa），她不是患者的概率为1。将上述数据列表进行Bayes分析，最后得出咨询者携带该显性致病基因的概率为1/6，婚后其子女携带该致病基因的概率为1/6×1/2＝1/12（表5-5）。

表5-5　外显不全Bayes分析例表

项　　目	咨询者基因型为Aa	咨询者基因型为aa
前概率	1/2	1/2
条件概率	1/5	1
联合概率	1/2×1/5＝1/10	1/2×1＝1/2
后概率	(1/10)/(1/10＋1/2)＝1/6	(1/2)/(1/10＋1/2)＝5/6

例2，李先生（咨询者）今年40岁，表型正常。其父亲死于享廷顿舞蹈病（杂合子）。已知该病是常染色体显性遗传病并具有延迟显性的特征，40岁时该病的外显率为70%。那么李先生患该病的风险如何？

李先生的父亲是常染色体显性杂合子（Aa）患者，则李先生（咨询者）是携带者（Aa）的概率为1/2（前概率）。如果咨询者是携带者（Aa），但不表现出症状的概率为1－70%＝30%＝3/10（条件概率）。如果咨询者不是携带者，那基因型只能是（aa），他不是患者的概率为1。将上述数据列表进行Bayes分析，最后得出咨询者李先生患病的概率为3/13（表5-6）。

表5-6　延迟显性Bayes分析例表

项　　目	咨询者基因型为Aa	咨询者基因型为aa
前概率	1/2	1/2
条件概率	1－70%＝3/10	1
联合概率	1/2×3/10＝3/20	1/2×1＝1/2
后概率	(3/20)/(3/20＋1/2)＝3/13	(1/2)/(3/20＋1/2)＝10/13

从上述结果可以看出，用Bayes分析法计算的发病风险（3/13）要比按遗传规律计

算的发病风险（1/2）低得多。另外，已知享廷顿舞蹈病 50 岁时的外显率为 85%，按照上述计算方法，条件概率则为 1−85%＝15%，后概率为 3/23。因此，50 岁的患病风险（3/23）比 40 岁的患病风险（3/13）显著下降，由此可见，延迟显性的患病风险会随着年龄的变化而发生改变。

2. Bayes 分析常染色体隐性遗传

对基因型不确定的常染色体隐性遗传，在进行遗传风险计算时，要注意以下两点：①若咨询者表型正常，但其同胞为患者，则咨询者为携带者的概率为 2/3，而不是 1/2；②表型正常夫妇生育患者的风险等于夫妇双方同为携带者的概率乘以 1/4。一般情况下，条件概率需从系谱提供的遗传信息来确定（如正常孩子数等），若信息不足就用遗传规律粗略估计。

例如，黏多糖Ⅰ型为常染色体隐性遗传病，如图 5-10 所示，一对夫妇（$Ⅲ_1$ 和 $Ⅲ_2$）均正常，第一胎生了一个正常的孩子（$Ⅳ_1$），问如果再次生育，子代发病风险如何？

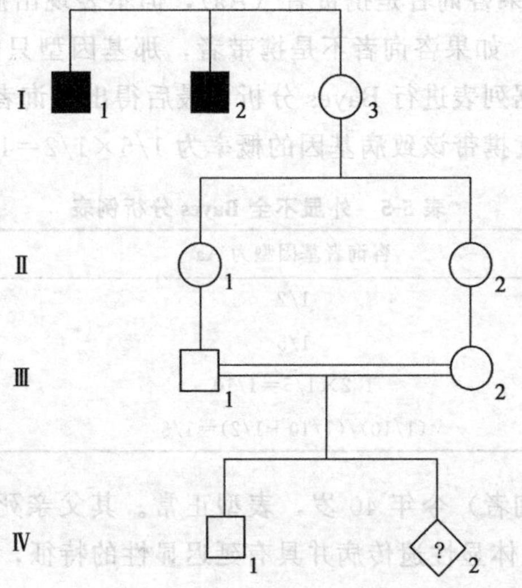

图 5-10 一例黏多糖Ⅰ型的系谱

$Ⅲ_1$ 和 $Ⅲ_2$ 子代患病的前提是夫妇双方都是携带者（Aa），现已知 $Ⅰ_1$ 和 $Ⅰ_2$ 患病（aa），则 $Ⅰ_3$ 是携带者的概率为 2/3，$Ⅱ_1$ 和 $Ⅱ_2$ 是携带者的概率均为 1/3，则 $Ⅲ_1$ 和 $Ⅲ_2$ 是携带者的概率均为 1/6。两人同为携带者的概率为 1/6×1/6＝1/36。假设夫妇双方同时是携带者，则他们生育 1 个正常孩子的可能性为 3/4，这便是两人都是携带者（Aa ×Aa）前提下的条件概率。两人至少一个人不是携带者生下一个正常孩子的条件概率为 1。联合概率和后概率的计算见表 5-7。

表 5-7 常染色体隐性遗传 Bayes 分析例表

项　目	$Ⅲ_1$ 和 $Ⅲ_2$ 均为 Aa	$Ⅲ_1$ 和 $Ⅲ_2$ 不全是 Aa
前概率	1/6×1/6＝1/36	1−1/36＝35/36
条件概率	3/4	1
联合概率	1/36×3/4＝0.02	35/36×1＝0.97
后概率	0.02/(0.02＋0.97)＝0.02	0.97/(0.02＋0.97)＝0.98

上述结果可以看出，$Ⅲ_1$ 和 $Ⅲ_2$ 两人均是携带者的概率在生育一个正常孩子后从 1/36 降低到了 1/50（0.02）。则第二胎的发病风险为 $0.02\times1/4=0.005$。一般地，$Ⅲ_1$ 和 $Ⅲ_2$ 两人每生一胎正常孩子，其为携带者的概率相应地减少，后代的发病风险也会随之下降。

3. Bayes 分析 X 连锁隐性遗传

例如，图 5-11 为一 XR 病的家系谱，一对夫妇（$Ⅱ_1$ 和 $Ⅱ_2$）表型正常，但妻子的弟弟（$Ⅱ_3$）和舅舅（$Ⅰ_3$）是该 XR 病的患者，这对夫妇已经生了 4 个儿子（$Ⅲ_{1\sim4}$）和一个女儿（$Ⅲ_5$），孩子们表型均正常。问其女儿（$Ⅲ_5$）是携带者的概率如何？

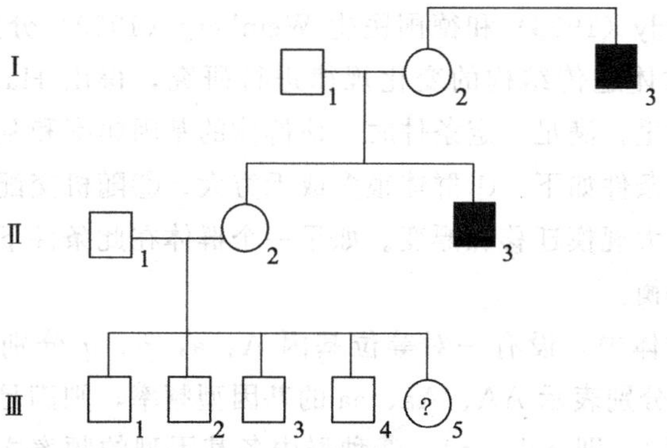

图 5-11　一例 XR 病的系谱

分析系谱可知，要知道 $Ⅲ_5$ 是携带者的概率，必须先知道 $Ⅱ_2$ 是携带者的概率。根据 $Ⅰ_3$、$Ⅱ_3$ 均发病，可提示该家系的致病基因（X^a）不是新突变产生，而是 I_2 传来，因此 $Ⅰ_2$ 肯定为携带者（X^AX^a）。据此，$Ⅱ_2$ 有 1/2 的概率为携带者（X^AX^a），也有 1/2 的概率为正常（X^AX^A），也就是说上述两种情况的前概率都是 1/2。$Ⅱ_2$ 如为携带者，则每生一个正常男孩的概率为 1/2，现有四个正常男孩，这是一条重要的参考信息，因此，在 $Ⅱ_2$ 为携带者时，四个儿子都正常的条件概率为 $(1/2)^4=1/16$。$Ⅱ_2$ 为杂合子携带者（X^AX^a）的最后概率为 1/17。当 $Ⅱ_2$ 为正常纯合子（X^AX^A）时，则所生子女都正常，所以这一情况下的条件概率为 $1^4=1$（如表 5-8 所示）。根据上述计算其女儿（$Ⅲ_5$）是携带者的概率为 $1/2\times1/17=1/34$。

表 5-8　X 连锁隐性遗传 Bayes 分析例表

项　　目	$Ⅱ_2$ 为杂合子携带者（X^AX^a）	$Ⅱ_2$ 为正常纯合子（X^AX^A）
前概率	1/2	1/2
条件概率	1/16	1
联合概率	$1/2\times1/16=1/32$	$1/2\times1=1/2$
后概率	$1/32/(1/32+1/2)=1/17$	$1/2/(1/32+1/2)=16/17$

在分析本案例时，需要注意的是不管 $Ⅱ_2$ 是否为携带者，其女儿 $Ⅲ_5$ 都不会是 XR 病患者，最多是携带者，所以在计算 $Ⅱ_2$ 是携带者的概率时，不需要考虑 $Ⅲ_5$ 的情况。

另外，由上述计算可知，在 $Ⅱ_2$ 有四个正常男孩的条件下，$Ⅱ_2$ 是携带者的概率为

1/17；同样的计算方法，在$Ⅱ_2$只有三个正常男孩的条件下，$Ⅱ_2$是杂合子的条件概率就变成了$(1/2)^3=1/8$，则后概率为1/9。故$Ⅱ_2$后代正常孩子数越多，$Ⅱ_2$是携带者的后概率就会下降，后代的再发风险就越低。而单纯靠孟德尔定律计算的$Ⅱ_2$为杂合子携带者的概率永远只是1/2（远大于1/9和1/17的概率）。

因此Bayes分析法充分考虑了包括已出生的正常子女数、个体发病年龄、疾病的外显率等特定条件所提供的信息，所以，用Bayes定理所计算出的概率，比起只用一般单基因遗传规律得出的概率更准确，更接近实际。

四、Hardy-Weinberg平衡公式与携带者频率计算

英国数学家Hardy（1908）和德国医生Weinberg（1909）分别应用数学统计方法和孟德尔定律，对群体遗传结构的变化规律进行研究，得出Hardy-Weinberg平衡定律：在一个大的群体里，满足一定条件时，该群体的基因频率和基因型频率在世代繁衍过程中保持不变。其条件如下：①群体很多或无穷大；②随机交配；③没有突变；④没有自然选择；⑤没有大规模迁移和漂变。如果一个群体在此条件下达到这种状态，就称该群体达到了遗传平衡。

在遗传平衡的群体中，设有一对等位基因A、a，p、q分别表示A、a的基因频率，f_{AA}、f_{Aa}、f_{aa}分别表示AA、Aa、aa的基因型频率，则满足：①种群中一对等位基因的频率之和等于1，即$p+q=1$；②种群中各基因型的频率之和等于1，即$f_{AA}+f_{Aa}+f_{aa}=1$，也就是$p^2+2pq+q^2=(p+q)^2=1$；③基因型频率分布比例保持不变，即$f_{AA}:f_{Aa}:f_{aa}=p^2:2pq:q^2$。如果没有达到这个状态，就是一个遗传不平衡的群体，但随机交配一代以后，群体中的基因型频率将达到平衡，只要平衡条件不变，以后各代即可达到遗传平衡。

人类群体中大多数遗传性状都处于平衡状态，所以可以用遗传平衡定律，从已知的某种基因型频率推导出各等位基因的频率和其他基因型频率。

群体中携带者可以将致病基因传给后代，使后代存在发病隐患，因此携带者频率计算意义重大。

（1）在常染色体隐性遗传中，因只有隐性纯合子才发病，故纯合子aa的基因型频率就等于群体发病率，从而可以计算出等位基因的频率及各基因型频率。

例如，尿黑酸尿症（AR）的群体发病率为1/1000000，求携带者频率及各基因频率、基因型频率。

$f_{aa}=q^2=1/1000000=0.0000001$

$f_a=q=\sqrt{1/1000000}=0.001$

$f_A=p=1-q=1-0.001=0.999\approx1$

$f_{Aa}=2pq=2\times0.999\times0.001=0.001998\approx0.002$

$f_{AA}=p^2=0.999^2\approx1$

由此可见，AR病中携带者频率（0.002）远高于患病的频率（0.0000001）。

（2）在X连锁隐性遗传中，女性的基因频率和基因型的分布与常染色体隐性遗传相同；男性是半合子，只有一条X染色体，因此，男性的表型频率等于相应的基因型

频率，同时也等于相应的群体基因频率（表 5-9）。这样就可以通过男性的表型频率（如发病率），直接得出群体基因频率，计算出携带者频率。

表 5-9 遗传平衡群体中 X 连锁基因的基因型及其频率

性　别	基因型	基因型频率
女性	X^AX^A	p^2
	X^AX^a	$2pq$
	X^aX^a	q^2
男性	X^AY	p
	X^aY	q

例如，我国某地区红绿色盲（XR）在男性中的发病率为 7%，求该群体中女性携带者的频率。

$f_{X^aY}=f_{X^a}=q=7\%=0.07$

$f_{X^A}=p=1-q=1-0.07=0.93$

$f_{X^AX^a}=2pq=2\times0.93\times0.07=0.13$

由此可见，群体中女性红绿色盲携带者的概率（0.13）高于男性患者的概率（0.07）。

习　题

一、名词解释

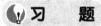

1. 系谱
2. 单基因病
3. 外显率
4. 遗传异质性
5. 从性遗传
6. 遗传早现
7. 再发风险率
8. Hardy-Weinberg 平衡定律

二、简答题

1. 一个女性，父母正常，但姨表兄死于血友病，她与一个正常男子结婚，所生儿子发病风险是多少？

2. 一对正常夫妇，生了一个色盲儿子和一个先天性聋哑的女儿，他们以后出生的孩子有哪些患病可能性？

3. 红绿色盲和血友病，基因位于 X 染色体上，互相连锁，有 10%重组率。现有一家，父亲是红绿色盲，母亲正常，婚后生了 3 个孩子，其中一儿一女是色盲患者，另外一个是血友病患者，试问以后所生子女发病的可能型如何？

4. 苯丙酮尿症（PKU）为 AR 病，现有一患病的男子与其姨表妹结婚，已知他们的母亲也是该病患者，他们已有两个健康的孩子，如果再生一个孩子是否患此病，其风险有多大？

5. 一对夫妻为姨表兄妹，男方是典型苯丙酮尿症患者，女方正常，已生育一正常男孩，如果他们再生育一个孩子，孩子患典型苯丙酮尿症的风险有多大？

6. 在我国人群中，白化病（AR）在群体中的发病率为1/20000，求该病在群体中的致病基因频率和携带者频率？

【参考答案】

一、名词解释

1. 所谓系谱是指详细调查某种疾病在一个家族中的发生情况后，用规定的符号按一定格式将调查结果绘制成的患者与家族各成员间相互关系的图解。

2. 单基因病是指人类的某些疾病因一对等位基因中的一个（或一对）突变而引起的，故也称孟德尔遗传病或单基因病。

3. 外显率是指在带有显性致病基因的全部杂合子个体中，表现出相应病理表型的个体所占的百分率。

4. 表型相同或相似而基因型不同的遗传现象称为遗传异质性。

5. 常染色体上的基因所控制的性状，在表型上受性别影响而显示出男性和女性分布比例或表现程度上的差别，这种遗传方式称为从性遗传。

6. 有些遗传病（主要是AD病）在世代传递过程中，有发病年龄逐代提前和病情程度逐代加重的现象，称为遗传早现。

7. 再发风险率：又称患病风险或遗传风险，是指家庭中曾生育过某遗传病患者，再生育该遗传病患儿的概率。

8. Hardy-Weinberg平衡定律：在一个大的群体里，满足一定条件时，该群体的基因频率和基因型频率在世代繁衍过程中保持不变。其条件如下：①群体很多或无穷大；②随机交配；③没有突变；④没有自然选择；⑤没有大规模迁移和漂变。

二、简答题

1. 答：(1) 绘系谱（略）；(2) 血友病为XR遗传，患者基因型X^aY，患者之母为携带者X^AX^a，患者姨妈带有X^a机会为1/2，该女性带有X^a机会为1/4，所生儿子有1/2的机会获得致病基因，故发病概率为1/8。

2. 答：(1) 绘系谱（略）；(2) 色盲为X连锁隐性遗传，先天性聋哑为常染色体隐性遗传。Xs为色盲基因，b为聋哑基因。儿子1/2患色盲；女儿全正常。

3. 答：女儿中，50%为色盲，无血友病；儿子中，45%为色盲，45%为血友病，5%正常，5%为色盲兼血友病。

4. 答：再生一个孩子的发病风险为0.0385。

5. 答：男方是一名患者，女方的基因型是不确定的，利用家系资料和该夫妻已有一个正常男孩的信息，利用Bayes公式可以计算女方是携带者的概率，然后可以计算出再生育孩子患典型苯丙酮尿症的风险（表5-10）。按遗传定律推算，男方是患者，则其表型正常的母亲必是携带者，男方的外公外婆之一肯定是携带者，由此可以推导出女方的母亲1/2为携带者，所以该女性是携带者的可能性是1/4（前概率），3/4的可能性为正常基因纯合子（不获致病基因的前概率）。因为该夫妻已有一个正常的孩子，如果女方是携带者，这种情况发生的可能性是1/2，反过来讲，1/2就是女方为携带者的条件概率，如果女方是正常基因纯合子，则所生后代100%是正常表型，因此女方正常基因纯合子的条件概率是100%。可以得出该夫妻再生孩子的患病风险为1/7×1/2=1/14。

项　目	女方为携带者的概率	女方为正常基因携带者的概率
前概率	1/4	3/4
条件概率	1/2	1
联合概率	1/8	3/4
后概率	1/7	6/7

6. 答：白化病患者的频率 $f_{aa}=q^2=1/20000=0.00005$

$f_a=q=\sqrt{1/20000}=0.007$

$f_A=p=1-q=1-0.007=0.993\approx 1$

杂合子携带者Aa的频率为 $2pq=2\times 0.993\times 0.007=0.0139\approx 0.014$

故致病基因a的频率为0.7%，携带者的频率为1.4%。

第六章

多基因遗传与多基因病

学习目标

1. 掌握：多基因病的遗传特点和再发风险的估计。
2. 熟悉：多基因假说的内容及多基因遗传的特点。
3. 了解：数量性状与质量性状的概念与区别。

第一节　多基因遗传

一、数量性状与质量性状

单基因遗传的性状是由一对基因控制的，性状的变异在一个群体中的分布是不连续的，这样不连续的性状称为**质量性状**。质量性状在一个群体中的变异可以明显地分为2～3个亚群（图 6-1）。各亚群之间呈现出质的差异，没有中间过渡类型。单基因遗传病都属于质量性状。

多基因遗传的性状称**数量性状**，数量性状在一个群体中，不同变异个体之间的差异可以小到仅是量的差异，在群体中的分布是连续的。例如，人的身高在一个随机取样的成人群体中是由矮到高逐渐过渡的，很高（高于 190cm）与很矮（低于 140cm）的个体较少，大部分个体接近平均身高（160～170cm）。将这种身高变异分布绘制成曲线如图 6-2 所示，呈连续的正态分布，只有一个峰。人的身高、体重、肤色、智力等都属于多基因遗传的数量性状。

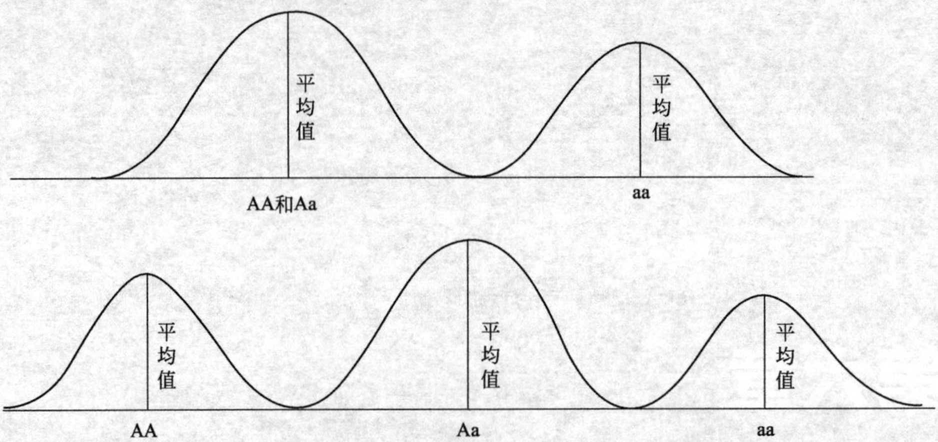

图 6-1　质量性状变异分布图

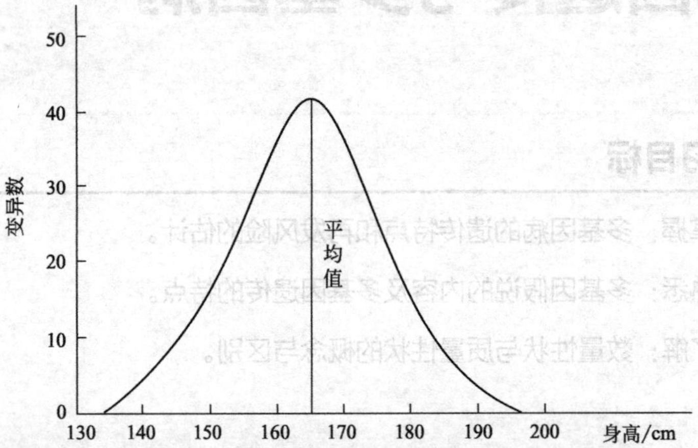

图 6-2　正常人身高变异分布图（数量性状变异分布图）

数量性状的遗传基础要比质量性状复杂得多，表 6-1 列出了质量性状与数量性状的主要区别。

表 6-1　质量性状与数量性状的比较

比 较 点	质 量 性 状	数 量 性 状
遗传基础	一对等位基因	多对等位基因
环境影响	不敏感	敏感
性状变异表现	不连续分布	连续分布
研究对象	家系	群体
描述方法	文字	数字

二、多基因遗传假说

1909 年瑞典的遗传学家 Nilsson Ehle 发现了多基因遗传的现象，提出了**多基因假**

说，其要点是：①数量性状的遗传基础不是一对等位基因，而是两对或两对以上的等位基因；②各对基因的传递仍然遵循遗传的基本规律；③等位基因之间没有显性与隐性之分，是共显性的；④每对等位基因对性状形成的效应都很微小，称为**微效基因**，微效基因有累加作用，即多对微效基因的作用可以累加，形成一个明显的表型效应；⑤数量性状除了受多基因的遗传基础影响外，还受环境因素影响，二者共同作用决定一种性状的形成。

三、多基因遗传的特点

现以人的身高为例说明多基因遗传的特点。假设人的身高由 AA′、BB′、CC′三对基因所控制，A、B、C 三个基因能使个体的身高在平均数（165cm）的基础上分别增高 5cm，而 A′、B′、C′三个基因可使个体的身高在平均值的基础上分别降低 5cm，那么具有 AABBCC 基因型的人是最高的人，具有 A′A′B′B′C′C′基因型的人是最矮的人。如果这两种人结婚，其后代的基因型为杂合状态（AA′BB′CC′），所以，从理论上讲将都具有中等身高，但由于环境因素的影响，后代中的不同个体之间的身高仍会出现一些差异。这种基因型为 AA′BB′CC′的杂合个体间再进行婚配，根据基因的分离和自由组合定律，子二代可有 64 种基因组合，再加上环境因素的作用，子二代虽然大部分个体仍将具有中等身高，但是变异范围更广，将会出现一些极端类型的个体（图 6-3）。

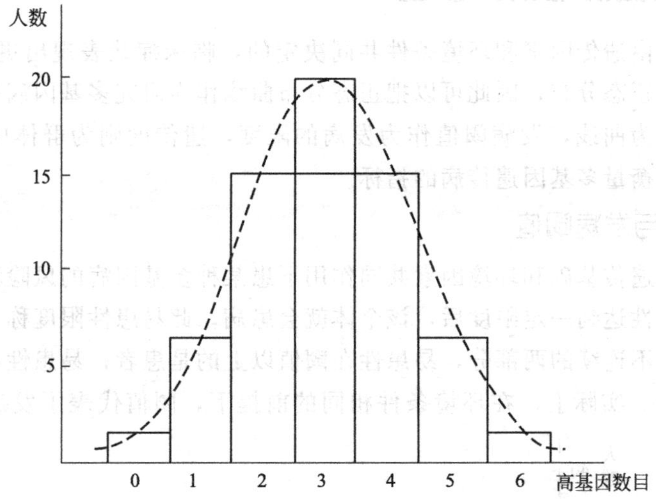

图 6-3　子二代身高基因型分布

多基因遗传的特点可归纳如下：①两个纯合的极端个体杂交，子一代都是中间类型，但是个体间也存在一定的变异，这是环境因素影响的结果；②两个中间类型的子一代个体杂交，子二代大部分仍有中间类型，但是变异的范围比子一代更为广泛，有时会出现极端变异的个体，除了环境因素的影响外，基因的分离和自由组合对变异的产生具有重要作用；③在一个随机交配的群体中，变异范围很广泛，但是大多数接近中间类型，极端变异个体很少，且多基因和环境因素对这种变异的产生都有作用。

第二节 多基因病

临床应用

多基因病的种类及特点

人类一些常见病如高血压、糖尿病、冠状动脉病、精神分裂症、哮喘、癫痫等，以及一些常见先天畸形如唇裂、腭裂、脊柱裂、无脑儿、先天性幽门狭窄、马蹄内翻足、尿道下裂、心房间隔缺损、开放性动脉导管及法洛四联症（为严重的先天性心脏缺损综合征：肺动脉瓣狭窄、心室间隔缺损、主动脉右位、右心室肥大）等，都属于多基因遗传病。多基因病有一定的遗传基础，常常表现出家族倾向，但与单基因遗传病有显著差异，患者同胞中的发病率不是1/2或1/4而大约是2%～7%，除遗传因素外，环境因素在多基因病中往往起着一定的作用，所以多基因病又称为多因子病。现已知的多基因遗传病约100余种，在群体中的发病率高，平均每5～6人中就有一人患某种多基因病。

一、多基因病的研究模型

多基因病是由遗传因素和环境条件共同决定的，临床症状表现出更多的数量级差，更趋近于连续的正态分布，因此可以把正态分布曲线作为研究多基因病的理论模型。以此病的易患性作为曲线，发病阈值作为发病的限度，遗传度则为群体中遗传因素的比例，以上三项为衡量多基因遗传病的指标。

1．易患性与发病阈值

一个个体在遗传基础和环境因素共同作用下患某种多基因病的风险称为**易患性**。当一个个体的易患性达到一定限度后，该个体就会患病，此易患性限度称为**发病阈值**。群体被阈值分成了不连续的两部分，易患性在阈值以上的是患者；易患性在阈值以下的是正常人（图6-4）。实际上，在环境条件相同的前提下，阈值代表了发病所必需的、最

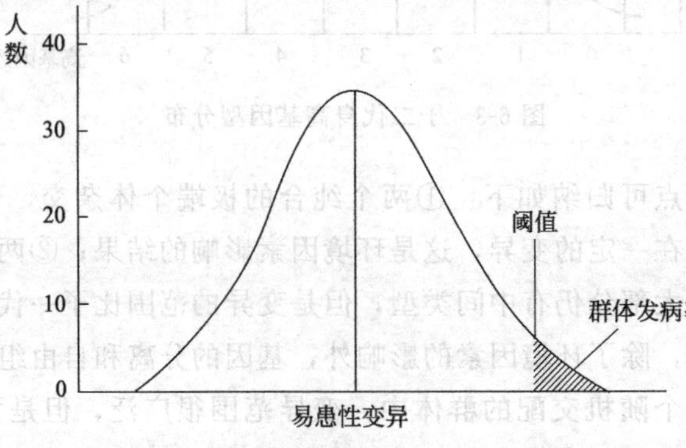

图6-4 多基因群体易患性变异分布

低的致病基因数量。在正态分布曲线超过阈值的尾部面积代表**群体发病率**，所以多基因病又称阈值性状。

个体的易患性无法测量，但是群体的易患性平均值却可以由群体的发病率作出估计。用正态分布平均值与标准差的已知关系，以标准差为衡量单位，进行计算，即由发病率估计群体的阈值与易患性平均值之间的距离。设正态分布曲线下的总面积为 1，可推算得到均数加减任何标准差单位的范围内，曲线与横轴之间所包括面积占总面积的比例、均数（μ）和标准差（σ）与正态分布曲线下面积（s）三者有相对的关系，从正态分布函数表即可查出。如果阈值与平均值相距为一个标准差，则在 $\mu+\sigma$ 范围内的面积为 68.3%，超出此范围，即二侧尾部的面积为 31.72%，其中右侧尾部面积占 15.86%，此面积即超过阈值的患者比例，也就是群体发病率。同理，$\mu\pm2\sigma$ 时，其右侧尾部面积为 2.27%；$\mu\pm3\sigma$ 时，其右侧尾部面积为 0.137%（图 6-5）。

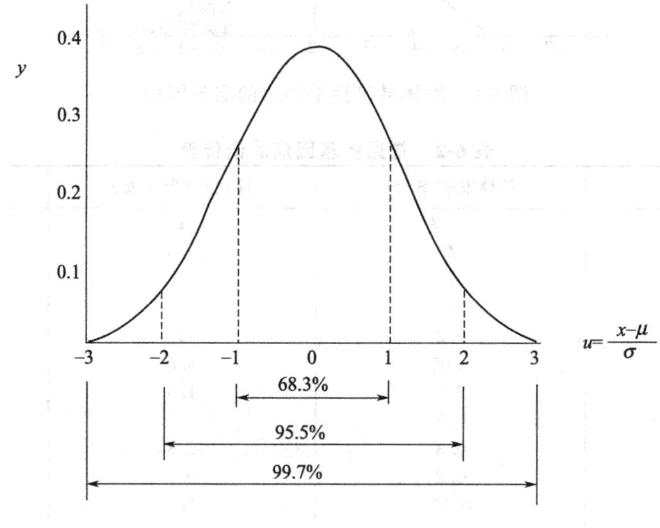

图 6-5　总体均数（μ）和标准差（σ）的关系

因此多基因病的易患性阈值与易患性平均值距离越近，其群体易患性的平均值越高，则群体发病率也越高。反之，两者距离越远，其群体易患性平均值越低，则群体发病率越低（图 6-6），多基因病的群体发病率一般为 0.1%～1%。

2. 遗传度

多基因病的易患性大小受遗传因素和环境因素的双重影响，其中遗传因素所产生的影响程度叫**遗传度**，一般用百分比（%）表示。遗传度越高，说明这种多基因病受遗传因素的影响越大，受环境因素的作用越小；反之，则说明遗传因素的作用小，环境因素的作用大。如果某一多基因病完全由遗传因素决定其是否发病，遗传度就为 100%，这种情况极少见。一般说来，多基因病的遗传度为 70%～80%，就可看作较高；遗传度为 30%～40%，则可看作较低（表 6-2）。

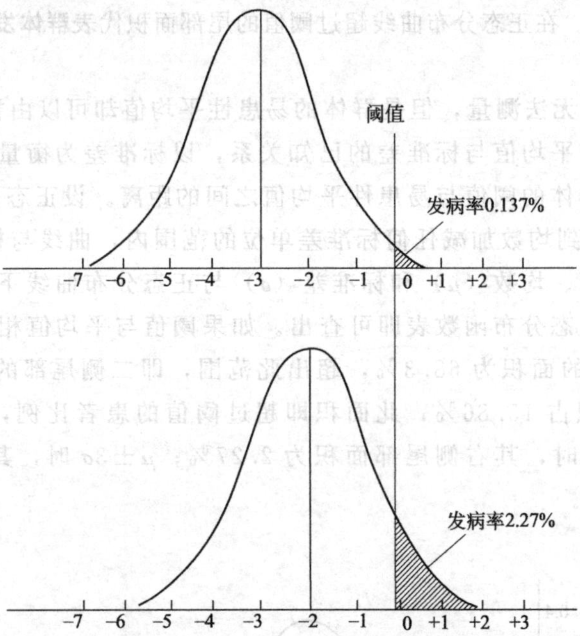

图 6-6 群体易患性平均值的测量图解

表 6-2 常见多基因病的遗传度

疾病与畸形	群体发病率/%	性别比(男∶女)	遗传度/%
原发性高血压	4～8	1	62
哮喘	4	0.8	80
精神分裂症	1	1	80
消化性溃疡	4	1	37
青少年型糖尿病	0.2	1	75
原发性肝癌	0.05	3.5	52
冠心病	2.5	1.5	65
先天性心脏病	0.5	—	35
脊柱裂	0.3	0.8	60
无脑儿	0.2	0.5	60
唇裂±腭裂	0.17	1.6	76
先天性幽门狭窄	0.3	5	75
先天性畸形足	0.1	2	68
先天性巨结肠	0.02	4	80

临床应用

遗传度的应用

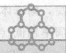

在运用遗传度时，必须认识到遗传度是由群体统计所得数据，不适用于具体的个体，且各民族的遗传度也有差别，不能通用，因此只能说某种多基因病的遗传度高或低。但遗传度的高低可影响到患者亲属的发病风险，一般来说，遗传度高则说明致病基因对该病起决定性的作用，则得到相同致病基因的亲属就有较高的发病风险。可见遗传度在临床实践上有重要意义。

二、多基因病的特点

多基因病的发生是遗传因素和环境因素双重作用的结果，与单基因病有明显的区别，主要表现在以下几点。

① 有家族聚集现象　患者一级亲属的发病率高于群体发病率，但不符合单基因病的 1/2 或 1/4，而且不能用单基因病遗传方式的特点来加以说明。

② 与近亲婚配有关　近亲婚配时，子女的发病风险也增高，但不如 AR 病那样显著。

③ 发病率有种族差异性　不同种族、民族的遗传基础不同（表 6-3）。

表 6-3　多基因病发病率的种族差异

多基因病	发病率/%		
	中国人	英国人	日本人
先天性髋关节脱位	0.38	0.40	0.71
唇裂±腭裂	0.14	0.12	0.30
先天性马蹄内翻足	0.08	0.12	0.11
脊柱裂	0.04	0.25	0.03
无脑儿	0.03	0.20	0.06

④ 与亲属级别有关　随着亲属级别降低，患者亲属的发病风险也迅速降低，尤其是群体发病率低的疾病，这种下降就更明显。

⑤ 多为常见病　每种疾病的群体发病率一般均高于 1‰，在人群中受累的人数约占 1/5。

⑥ 单卵双生患病一致率高于双卵双生患病一致率。

三、多基因病发病风险的估计

多基因病的再发风险涉及许多因素，只能对其简略的估计，一般要考虑以下几个方面。

1．群体发病率、遗传度与再发风险

在群体发病率为 0.1%～1%且遗传度为 70%～80%的多基因病中，患者一级亲属的发病，大约近似于一般群体发病率的平方根（Edward 公式：$f=\sqrt{p}$）。例如，腭裂在群体中的发病率为 0.04%，遗传度为 76%，患者一级亲属的发病率则为 2%。

当遗传度低于 70%时，患者一级亲属的发病率将低于群体发病率的平方根；当遗传率高于 80%时，患者一级亲属的发病率也将高于群体发病率的平方根。这时可以借助图 6-7 查出。例如消化性溃疡的群体发病率为 4%，遗传度为 37%，在横坐标上查出 4.0 的点，经过该点做一直线与纵坐标平行，然后在图中找出遗传度为 37%的斜线，这条斜线与经过 4.0 的垂直线相交于一点，从这个点再做一横线与纵轴相交，该交点就是患者一级亲属的发病率，接近于 8%。

2．家庭中的患者人数与再发风险

一个家庭中的患病人数越多，则发病风险越大。可根据双亲和同胞中患者人数估计再发风险（表 6-4）。例如先天性畸形足，群体发病率为 0.1%，遗传度接近 80%，一对

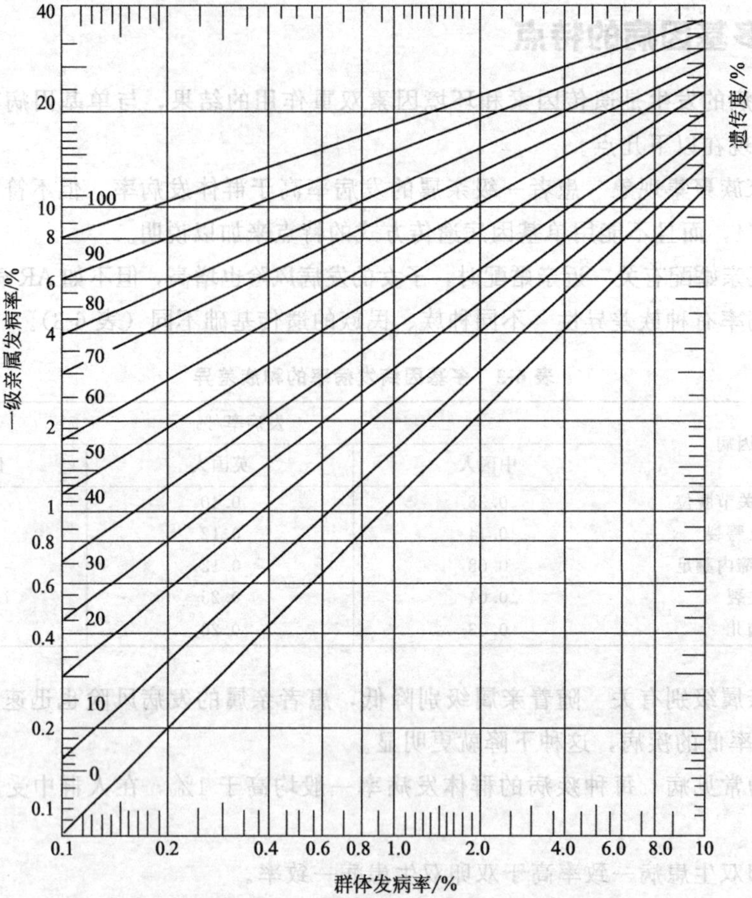

图 6-7　群体发病率、患者一级亲属发病率与遗传度的关系

夫妇表型正常时，第一胎生了患儿，第二胎再生患儿的风险为 3%；如果第二个子女仍为患儿，表明这对夫妇带有更多的易患性基因，他们的易患性更接近阈值，则第三个子女的再发风险将增高 2～3 倍，上升到 10%。

表 6-4　多基因遗传病的再显危险率　　%

群体发病率/%	遗传度/%	亲代患者数								
		0			1			2		
		同胞患者数			同胞患者数			同胞患者数		
		0	1	2	0	1	2	0	1	2
1.0	100	1	7	14	11	24	34	63	65	67
	80	1	6	14	8	18	28	41	47	52
	50	1	4	8	4	9	15	15	21	26
0.1	100	0.1	4	11	5	16	26	62	63	64
	80	0.1	3	10	4	14	23	60	61	62
	50	0.1	1	3	1	3	7	7	11	15

3. 患者病情的严重程度与再发风险

病情严重的患者，表明其带有较多的易患性基因，其父母也带有较多的易患性基因，父母的易患性更接近于阈值，再生育子女的患病风险也相应增高。例如，仅有单侧唇裂的患者，其同胞的复发风险为 2.5%，一侧唇裂并发一侧腭裂的患者，其同胞再发风险为 4.2%，两侧唇裂并发腭裂的患者，其同胞的再发风险则上升为 5.7%。

4. 患病率存在性别差异时与再发风险

发病率如有性别差异，表明不同性别的发病阈值不同，发病率低的性别必然携有较多的致病基因，他们的同胞或子女复发风险也高，尤其是与患者性别相反者，风险将明显增高。例如，先天性幽门狭窄的男性发病率为 0.5%，女性发病率为 0.1%，男性发病率是女性的 5 倍。男性患者的儿子的发病率为 5.5%，女儿的发病率为 2.4%；女性患者的儿子的发病率为 19.4%，女儿的发病率是 7.3%（图 6-8）。

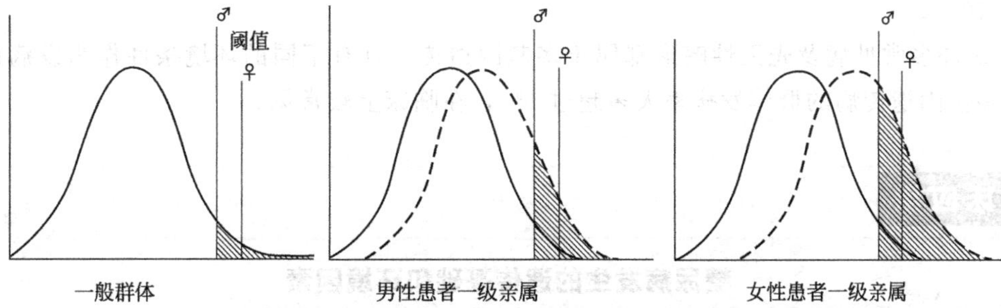

图 6-8 阈值有性别差异的易患性分布（先天性幽门狭窄）

5. 亲属级别的关系与再发风险

在多基因病中，患者亲属的发病率随亲缘关系的疏远而逐渐降低。假设易患性变异完全取决于遗传因素，即遗传度是 100%时，一级亲属的易患性平均值将介于群体易患性平均值和患者易患性平均值之间的 1/2 处；同理，二级亲属的易患性平均值介于一级亲属易患性平均值与群体易患性平均值之间的 1/2 处；三级亲属易患性平均值介于二级亲属易患性平均值与群体易患性平均值之间的 1/2 处（图 6-9）。

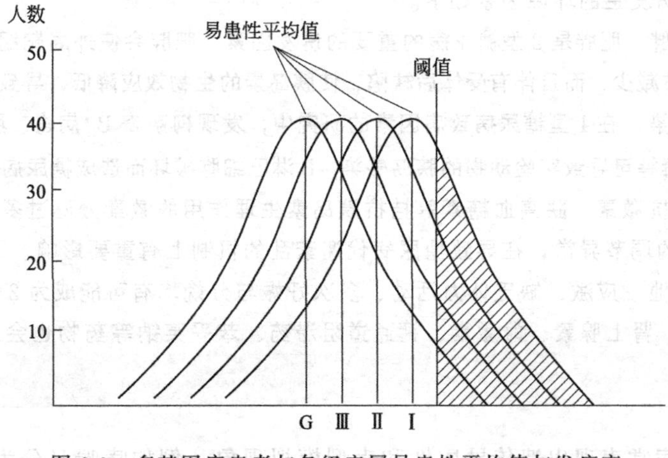

图 6-9 多基因病患者与各级亲属易患性平均值与发病率

G—一般群体；Ⅰ、Ⅱ、Ⅲ—一、二、三级亲属

由于多基因病有多基因的遗传基础，且受环境因素影响，所以在估计发病风险时，要综合各种因素全面考虑，这样得出的判断结果才会更接近实际。

四、多基因遗传病的判断

多基因遗传病的分析是比较复杂的，一般基于统计学的基本原则以及经验资料。多基因遗传病常反映出环境因素的强烈影响，很容易造成不是遗传病的错觉，故在具体分析多基因遗传病时，不但要考虑表现型的遗传度，还要注意表现型的表现度。在判断一种病是否为多基因遗传病时，可根据以下几点初步确定，然后再加以深入研究，看是否符合多基因遗传的规律。

① 有明显的家族实例，但与孟德尔式的单基因遗传有显著差别，其再发风险率为1%～10%。

② 许多常见病及先天性畸形都属于多基因遗传，且有不同的环境条件作为发病诱因。多基因遗传病的群体发病率大多超过1‰，在临床上较常见。

临床应用

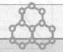

糖尿病发生的遗传基础和环境因素

糖尿病是由于胰岛素绝对或相对不足而导致的代谢性疾病，可分为胰岛素依赖型糖尿病（IDIM）和非胰岛素依赖型糖尿病（NIDIM），前者也称为1型糖尿病或青少年型糖尿病，常在青少年就发病，起病急、症状重且易发生酮症酸中毒，患者消瘦，必须使用胰岛素控制病情；后者常发生于中年以后，称为2型糖尿病，患者一般都较肥胖，起病缓慢，症状较轻。

糖尿病发生的遗传基础：青少年型糖尿病的遗传度高达75%。研究显示糖尿病患者家族史阳性的占25%～50%；双生子研究也发现单卵双生子的糖尿病发病一致率为45%～96%。迄今为止已发现8个与糖尿病发生有关的候选基因。

糖尿病发生的环境因素如下。

① 肥胖　肥胖是2型糖尿病的重要的诱发因素，肥胖会使外周靶组织的细胞膜胰岛素受体减少，而且伴有受体后缺陷，使胰岛素的生物效应降低，导致血糖升高。

② 感染　在1型糖尿病致病因素的研究中，发现柯萨奇B_4病毒、腮腺炎病毒、心肌炎病毒等可导致实验动物的胰岛感染、B淋巴细胞破坏而造成糖尿病的发生。

③ 拮抗激素　胰高血糖素等拮抗胰岛素生理作用的激素分泌过多，引起胰岛分泌功能的调节异常，在导致糖尿病代谢紊乱的机制上有重要影响。

④ 其他　应激、缺乏体力活动、多次妊娠与分娩均有可能成为2型糖尿病的诱发因素，肾上腺素、雌激素、钙通道阻滞药、苯妥英钠等药物也会成为糖尿病的诱因。

③ 多基因病常表现出遗传异质性和表型模拟现象。例如哮喘又分为外源性哮喘和内源性哮喘，有不同的遗传基础。唇腭裂是多基因病，但也有可能是完全由环境因素引

起的，如孕妇服用抗惊厥药二苯基海因引起胎儿唇腭裂，则与遗传无关。因此在判断多基因遗传病要慎重。

临床应用

外源性哮喘与内源性哮喘

哮喘的发生有着明显的遗传基础，大约20%的患者有家族史。其临床特征是发作性伴有哮鸣音的呼吸困难，长期反复发作，常并发慢性支气管炎和肺气肿。可分为外源性哮喘（抗原刺激引起）和内源性哮喘（非抗原性因素引起）。

① 外源性哮喘　符合多基因遗传的特点，遗传度为72%。外源性哮喘的刺激因素多为抗原性因素，患者一般有明显的过敏史，于幼年时发病。诱发疾病的抗原可以是吸入性过敏原，如花粉、尘螨等；动物性蛋白如鱼虾等水产品、牛奶等；药物如青霉素、阿司匹林等。

② 内源性哮喘　据研究可能属于常染色体隐性遗传。有很多非抗原性因素可诱发内源性哮喘，最常见的有呼吸道感染、冷空气刺激等；有些患者在剧烈运动停止后2～5min内会发生运动性哮喘；情绪激动也可诱发神经精神性哮喘。

前沿聚焦

基因组疾病

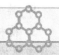

基因疾病是目前唯一能进行产前诊断的多基因遗传病，其形成基础是DNA重组，涉及的多是剂量敏感性基因区域的微缺失、微重复。22q11.2微缺失综合征又称DiGeorge综合征、腭-心-面综合征等，是人类最常见的微缺失综合征，新生儿发病率为1/4000，1968年儿科内分泌医生Angelo DiGeorge首次报道，此类病人在22q11.2区域发生了杂合性缺失，此段区域基因剂量从二倍变为单倍，出现的症状如下：先天性心脏病、腭异常、学习障碍、低血钙、肾异常、听力障碍、自身免疫疾病等，根据缺失区域大小和位置的不同，病人之间表型存在差异。1p36微缺失综合征，又称1p36单体，发病率为1/5000～1/10000，此类病人基因组在1p36区域为部分单体，常出现重度到中度的智力低下、发育迟缓、低张力、癫痫、语言障碍、听力和视力异常、畸形以及面部异常等表型，根据微缺失区域的位置、大小不同，病人出现的表型也不完全相同。随着分子检测技术如高密度arrayCGH的发展应用，越来越多的基因组病被认识发现，其数目和种类大大超出了我们之前的想象，胎儿多发畸形、不明原因智力低下和发育迟缓、孤独症、帕金森病、阿尔茨海默病、肥胖等多被证实属于基因组病，随着研究的深入将有更多的人类基因组病被发现。

习　题

一、名词解释

1. 质量性状

2. 数量性状

3. 易患性

4. 微效基因

二、单选题

1. 多基因病中，随着亲属级别的降低，患者亲属的发病风险将（　　）。

A. 不变　　B. 增高　　C. 降低

D. 迅速增高　　E. 迅速降低

2. 在一个随机杂交的群体中，多基因遗传的变异范围广泛，大多数个体接近于中间类型，极端变异的个体很少。这些变异的产生是由（　　）。

A. 多基因遗传基础和环境因素共同作用的结果

B. 遗传基础作用的大小决定的

C. 环境因素作用的大小决定的

D. 多对基因的分离和自由组合的作用的结果

E. 连锁和互换的结果

3. 精神分裂症是多基因遗传病，群体发病率是0.0016，遗传率是80%，计算患者一级亲属的复发风险是（　　）。

A. 0.04　　B. 0.016　　C. 0.004

D. 001　　E. 0.001

4. 先天性幽门狭窄是一种多基因遗传病，群体中男性发病率是女性发病率的5倍，下列哪种情况的子女复发风险最高（　　）。

A. 男患者的儿子　　B. 男患者的女儿

C. 女患者的儿子　　D. 女患者的女儿

E. 女患者的儿子及女儿

5. 对多基因遗传病下列哪个因素与后代复发风险的估计无关（　　）。

A. 群体发病率　　B. 孕妇的年龄

C. 家庭患病人数　　D. 病情严重程度

E. 遗传率

6. 在多基因遗传中，易患性高低受遗传基础和环境因素双重影响，其中遗传基础作用所起的大小称为（　　）。

A. 遗传率　　B. 外显率

C. 表现度　　D. 发病率

E. 易患性

7. 多基因遗传病中，如果患者的病情严重，那么该家庭的复发风险（　　）。

A. 低　　B. 无变化
C. 增高　　D. 与群体发病率同
E. 是群体发病率的平方根

8. 下列疾病不属于多基因病的是（　）。
A. 糖尿病　　B. 精神分裂症
C. 先天性幽门狭窄　　D. 软骨发育不全
E. 唇裂

三、简答题

1. 数量性状和质量性状的主要区别是什么？
2. 比较多基因病与单基因病有何不同？
3. 在估计多基因病再发风险时，应综合考虑哪些方面的情况？
4. 人体身高是由多对微效基因的累加作用所决定的，那么两个中等身材的个体婚配能生出高个或矮个的子女吗？两个矮个子的个体之间婚配能生出高个子的子女吗？试回答上述问题并说明其理由。
5. 一个婴儿的父亲和叔叔都患哮喘病。哮喘病是一种多基因病，群体发病率为1%，遗传度为80%，试问这个婴儿将来患哮喘病的风险如何？

【参考答案】

一、名词解释

1. 由一对基因控制的，性状的变异在一个群体中的分布是不连续的，这样不连续的性状称为质量性状。
2. 在一个群体中，不同变异个体之间的差异可以小到仅是量的差异，在群体中的分布是连续的称为数量性状。
3. 一个个体在遗传基础和环境因素共同作用下患某种多基因遗传病的风险称为易患性。
4. 每对等位基因对性状形成的效应都很微小，故称为微效基因。

二、单选题

1. C　2. A　3. A　4. C　5. B　6. A　7. C　8. D

三、简答题

1. 答：由一对基因控制不连续的性状称为质量性状。由多对基因控制连续的性状称为数量性状。主要区别是由几对基因决定，性状是否连续。
2. 答：多基因病与单基因病区别有：①有家族聚集现象，患者一级亲属的发病率高于群体发病率，但不符合单基因病的1/2或1/4，而且不能用单基因病遗传方式的特点来加以说明；②近亲婚配时，子女的发病风险也增高，但不如常染色体隐性遗传病那样显著；③发病率有种族差异性；④随着亲属级别降低，患者亲属的发病风险也迅速降低，尤其是群体发病率越低的疾病，这种下降就更明显；⑤多为常见病，每种疾病的群体发病率一般均高于1‰。
3. 答：应综合考虑下列情况：①群体发病率、遗传度；②家庭中的患者人数；

③患者病情的严重程度；④患病率存在性别差异时的情况；⑤亲属级别。

4. 答：均可以。理由：因多基因遗传受遗传和环境双重因素的影响。所以两个中间类型的个体婚配，后代大部分仍有中间类型，但有时会出现极端变异的个体。两个纯合的极端个体婚，后代都是中间类型，但也有极端个体产生。

5. 答：因为遗传度为70%～80%的多基因病中，患者一级亲属的发病率大约近似于一般群体发病率的平方根。所以这个婴儿将来患哮喘病的风险为1%的平方根即10%。

第七章

线粒体遗传与线粒体遗传病

学习目标

1. 熟悉：线粒体遗传的特征。

2. 了解：常见的线粒体遗传病。

第一节　线粒体遗传概述

线粒体是细胞内的一个重要细胞器，是细胞的氧化中心和动力站。线粒体在人体几乎所有的细胞中均有分布，但不同组织细胞中线粒体的数目有所差异，如肝脏、心肌、骨骼肌等组织细胞中线粒体数目含量较多，这可能与这些组织的代谢率高有关系。线粒体是人类细胞中除细胞核之外唯一含有 DNA 的细胞器，被称为人类第 25 号染色体。由线粒体 DNA 突变引起的疾病称为线粒体遗传病。

一、线粒体 DNA 的结构特点

知识拓展

线粒体 DNA 的研究

1963 年，Nass 首次在鸡卵母细胞中发现线粒体内存在 DNA，Schatz 于同年分离到完整的线粒体 DNA（mitochondrial DNA mtDNA），从而开始了人类对 mtDNA 的探索。1981 年，Anderson 等人首次测定了人类线粒体 DNA 全长核苷酸序列（称为剑桥序列）；1987 年，Wallace 等发现 Leber 遗传性视神经病与 mtDNA 突变有关，由此揭示了 mtDNA 与人类疾病研究的序幕。

人类 mtDNA 全长 16569bp，不与组蛋白结合，呈裸露闭环双链状，主要编码与线粒体功能相关的 tRNA、rRNA 及蛋白质。根据 mtDNA 转录产物在 CsCl 中密度的不同分为重链（H 链）和轻链（L 链）。外环为重链，富含鸟嘌呤；内环为轻链，富含胞嘧啶，两条链不与组蛋白结合，均有编码功能。mtDNA 除与复制及转录有关的一小段 D 环区外，几乎不含非编码区。人类 mtDNA 包括 37 个基因：22 个基因编码线粒体中的 tRNA，2 个基因编码线粒体中的 rRNA（16S、12S），13 个基因编码与线粒体氧化磷酸化（OXPHOS）有关的蛋白质，与核基因编码的其他 70 种蛋白质共同组成氧化磷酸化系统。

mtDNA 分子上无核苷酸结合蛋白，缺少组蛋白的保护，而且线粒体内无 DNA 损伤修复系统，又直接暴露于氧化磷酸化过程中产生的活性氧中，因此有着比核 DNA 高 10～20 倍的突变率，这就是 mtDNA 易于突变并容易得到保存的分子基础。mtDNA 各基因之间排列紧凑，部分区域还出现基因重叠，没有内含子，唯一的非编码区是 D 环区，具有高度简洁性，因此，任何一个 mtDNA 的突变都会影响到其基因组内的重要功能。另外，每一个细胞中含有数百个线粒体，每个线粒体内含有 2～10 个拷贝的 mtDNA 分子，由此每个细胞可具有数千个 mtDNA 分子，从而构成细胞 mtDNA 异质性的分子基础。

二、线粒体 DNA 的遗传特点

1．mtDNA 具有半自主性

线粒体中有 DNA，具有自我复制能力，线粒体中也有蛋白质合成系统，即它有自己的遗传系统和翻译系统。所以，线粒体具有一定的自主性。但线粒体 DNA 的遗传信息量小，合成的蛋白质约占线粒体全部蛋白质的 10%，大多数酶和蛋白质依赖于核基因编码。而且线粒体的复制、转录和翻译还受核遗传系统的指导和控制。因此，线粒体是一种半自主细胞器，受线粒体基因组和核基因组两套遗传系统共同控制。

2．线粒体遗传密码不同于通用密码

mtDNA 与核 DNA 的遗传密码不完全相同，在线粒体遗传密码中，有 4 个密码与核基因的通用密码不同（表 7-1）。

表 7-1 核 DNA 与 mtDNA 遗传密码的差异

密码子	核 DNA	mtDNA
UGA	终止信号	色氨酸
AUA	异亮氨酸	甲硫氨酸＋起始信号
AGG	精氨酸	终止信号
AGA	精氨酸	终止信号

3. 同质性与异质性

同一组织或细胞中所有的 mtDNA 分子都是一致的，具有相同的基因型，都是野生型序列或者都是突变型序列，称为**同质性**。如果 mtDNA 发生突变，导致同一组织或细胞中同时存在野生型 mtDNA 和突变型 mtDNA，称为**异质性**。细胞分裂时，突变型和野生型 mtDNA 发生分离，随机地分配到子细胞中，使子细胞拥有不同比例的突变型 mtDNA 分子，这种随机分配导致 mtDNA 异质性变化的过程称为复制分离。在异质性细胞中野生型和突变型 mtDNA 的比例决定细胞内的能量生成是否正常，细胞携带突变型 mtDNA 少时，能量生成不会受到明显影响，大量突变型 mtDNA 存在时将会发生能量短缺，从而影响细胞正常功能。异质性和复制分离使相同核基因型的细胞或个体如同卵双生子，可具有不同的细胞质基因型，从而具有不同的表型。

4. 阈值效应

mtDNA 突变所致异常表型的出现，是由某种组织内野生型与突变型 mtDNA 的相对比例以及该组织对能量的依赖程度决定的。突变的 mtDNA 达到一定程度时，才引起某种组织或器官的功能异常，称为阈值效应。其表型与氧化磷酸化缺陷的严重程度及各器官系统对能量的依赖性密切相关。不同的组织和器官对能量的依赖程度是不同的，脑、骨骼肌、心脏、肾脏、肝脏对能量的依赖性依次降低。

5. mtDNA 的突变率极高

mtDNA 的突变率比核 DNA 高 10～20 倍，从而造成个体及群体中的序列相差较大。任何两个人的 mtDNA，平均每 1000bp 中就有 4 个不同。人群中存在多种中性到中度有害的 mtDNA 突变，且高度有害的 mtDNA 突变不断增多，但有害的突变会通过选择而消除。因此，尽管线粒体疾病并不常见，但突变的 mtDNA 基因却很普遍。

第二节　线粒体遗传病的临床症状

线粒体遗传病大多数为神经肌肉系统疾病，临床表现呈多样化，与多种系统的紊乱有关。线粒体突变所表现出的一些临床特征包括：肌病，心肌病，痴呆，突发性肌阵挛，耳聋，失明，贫血，糖尿病和大脑供血异常（休克）等。在进行遗传病的鉴别诊断时，当患者同时出现多个器官、多个组织症状而又无法解释其病因时，应考虑线粒体遗传病。

一、MELAS 综合征

MELAS 综合征又称线粒体肌病脑病伴乳酸酸中毒及中风样发作综合征（mitochondrial encephalomyopathy with lactic acidosis and stroke-like episodes，MELAS），是最常见的母系遗传线粒体疾病。患者常在 40 岁以前出现症状，主要临床表现为阵发性呕吐、癫痫发作和中风样发作，乳酸中毒、肌肉组织病变、有碎红纤维；有时伴痴呆、耳聋、周围性偏头痛、眼外肌无力或麻痹、眼睑下垂，肌无力，身材矮小等症状。

本病患者的一个特征性病理变化就是在脑和肌肉的小动脉和毛细血管壁中有大量聚

集在一起的形态异常的线粒体。约 80%的患者，mtDNA 编码的亮氨酸 tRNA 基因 3243 位点有 A→G 碱基突变，该突变改变了蛋白质翻译的终止密码，从而引起疾病。另外四种少见的突变出现在该基因的 3291、3271、3256 和 3252 位点。

二、KSS 病和 CPEO

KSS 病和 CPEO 是同一疾病的两种不同类型，患者可表现一系列不同的症状，从仅有眼肌麻痹、眼睑下垂及四肢肌病到视网膜色素变性、乳酸中毒、感觉神经性听力丧失、运动失调、心脏传导功能障碍，甚至痴呆。具前一症状时，称为 CPEO，发展成为后一症状时，即称为 KSS，又称为慢性进行性眼外肌麻痹。患者一般在 20 岁以前发病，三四十岁就死亡。

KSS 和 CPEO 主要是由于 mtDNA 的缺失引起的，缺失类型多样，缺失大小和位置个体间差异很大。缺失都发生在 H 链及 L 链的复制起始区之间，且缺失侧翼有同向重复序列。缺失的大小和部位不决定临床症状，但缺失的 mtDNA 在不同组织中的分布决定临床症状。

三、Leber 遗传性视神经病

Leber 遗传性视神经病（Leber hereditary optic neuropathy，LHON）是一种罕见的眼部线粒体疾病，是人类母系遗传的典型病例。该病于 1871 年由 Leber 医生首次报道，因主要症状为视神经退行性变，故又称 Leber 视神经萎缩。

患者发病高峰年龄是 18～30 岁，但任何年龄均可发病。男性较多见，男女发病比例为 4∶1。临床表现为双侧视神经严重萎缩引起的急性或亚急性双侧中央视力丧失，可伴有神经、心血管、骨骼肌等系统异常，如头痛、癫痫及心律失常等。

诱发 LHON 的 mtDNA 突变均为点突变，1987 年 Wallace 最先发现 mtDNA 第 11778 位点的 G→A，使 NADH 脱氢酶亚单位 4（ND4）蛋白质中第 340 位的精氨酸变成组氨酸，从而影响了线粒体能量的产生。大约 50%的 LHON 病例由该位点突变引起，除此之外还发现 10 多个点突变可导致该疾病的发生。个体的细胞中突变 mtDNA 所占比例与表型有关，突变 mtDNA 超过 96%时发病，少于 80%时男性病人症状不明显。

四、氨基糖苷类药物性耳聋

氨基糖苷类药物性耳聋是指使用氨基糖苷类抗生素，如链霉素、庆大霉素、卡那霉素、新霉素等引起的听力损伤，主要症状是耳鸣和耳聋，一般在用药数月后或停药以后发生。线粒体 DNA 12S rRNA 基因 1555 位点 A→G 的突变是氨基糖苷类抗生素导致耳聋的重要诱因，有大约 30%～40%的患者携带有这一突变。携带耳聋易感基因的人在使用这种药物后可能会导致耳聋，但即使在同一家族的成员之间，易感程度也不同，使用氨基糖苷类抗生素后的起病时间和听力受损程度也不同。因此，不能因家庭中有成员使用氨基糖苷类抗生素未致聋来推断其他家庭成员为非易感者。相反，一旦有一家族成员被确认为突变携带者或氨基糖苷类抗生素敏感性耳聋患者，应建议同一家族的所有成员都做遗传咨询，并终身避免使用氨基糖苷类抗生素。

知识拓展

帕金森病

帕金森病（Parkinson's disease，PD）是一种晚年发病的运动失调症，有震颤、动作迟缓等症状，又称震颤性麻痹。帕金森病突出的病理改变是中脑黑质多巴胺能神经元的变性死亡，而遗传因素、环境因素、年龄老化、氧化应激等均可能参与PD多巴胺能神经元的变性死亡过程，因而，一般认为，帕金森病可能是多个基因和环境因素相互作用的结果。近年来研究发现，帕金森病患者脑组织尤其是黑质中普遍存在mtDNA缺失，且这种有缺失的突变型mtDNA的比例可高达5%，比正常人高出约16倍。由此可以推测，临床上帕金森病患者多见于中年以上个体的原因，应与mtDNA突变累加效应有关。

第三节　线粒体遗传病的再发风险估计

核基因组和线粒体基因组的基因突变均可导致线粒体疾病，因此，线粒体疾病再发风险的估计是一个相当复杂的问题，目前尚缺乏准确的方法。如果已经明确缺陷基因位于线粒体DNA（mtDNA）上，则主要依据以下原则。

1．阈值效应

即当突变的mtDNA达到一定比例时，才有受损的表型出现。阈值效应的一个表现就是在某些线粒体遗传病的家系中，有些个体起初并没有临床症状，但随年龄增加由于自发突变、环境选择等原因，突变型mtDNA逐渐积累，线粒体的能量代谢功能持续性下降，最终出现临床症状。女性携带者因细胞中异常mtDNA未达到阈值或因核基因的影响而未发病，但可将突变型mtDNA向后代传递。由于异质性和阈值效应，子女中得到较多突变型mtDNA者将发病，得到较少突变型mtDNA者不发病或病情较轻。中枢神经系统和肌组织对能量依赖程度最高，因此最易受累。心脏、骨骼肌、肾、内分泌腺对氧化磷酸化缺陷也较敏感。肝脏中如有80%的突变型mtDNA时，不表现出病理症状，而肌组织或脑组织中突变型mtDNA达同样比例时就表现为疾病。另外，同一组织在不同时期对氧化磷酸化的敏感性也不同，例如肌组织中mtDNA的部分耗损或耗竭在新生儿中不引起症状，但随着生长，受损的功能系统不能满足机体对能量代谢日益增长的需求，就会表现为肌病。

2．母系遗传

母亲通过细胞质将mtDNA传递给她的儿子和女儿，但只有女儿能把mtDNA传递给下一代，这种遗传方式称为**母系遗传**。因为精卵结合时，精子提供的只是核DNA，受精卵的胞质部分几乎全部来自卵子，即使精子中有少量 mtDNA，与卵子所含的上万数目相比，几乎对基因型不产生影响。所以，线粒体遗传系统表现为母系遗传。由线粒体基因突变所致的疾病也遵循母系遗传的规律（图 7-1）。

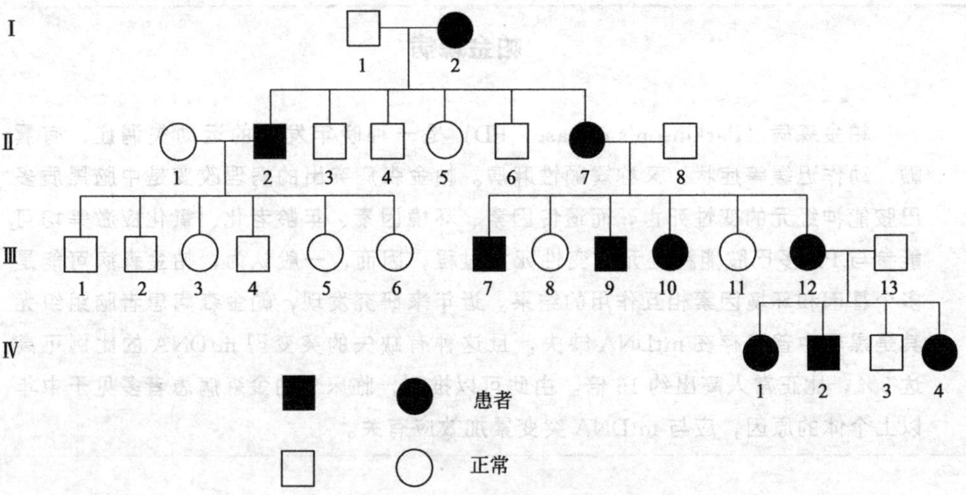

图 7-1 典型线粒体遗传病系谱

3．随机遗传与遗传瓶颈效应

细胞分裂时，没有任何机制可以确保线粒体中的 DNA 完全均等分配，因此，子细胞中突变型 mtDNA 分子的比例会随机发生不同的变化，称为**随机遗传**。此外，mtDNA 分子在上代和下代个体的遗传过程中，还存在一段数量突然减少的时期，然后又迅速增多起来，这种特殊现象被称为**遗传瓶颈效应**。人类卵细胞中含有 10 万多个线粒体，但绝大多数线粒体在卵母细胞成熟时的减数分裂过程中丧失掉，留下的线粒体少则低于 10 个，多则不超过 100 个。但在随后的胚胎发育中线粒体会迅速繁殖起来。遗传瓶颈现象的存在与个体的随机积累过程，可以造成子代个体迥异于亲代个体。

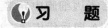

习　题

一、名词解释

1. 线粒体遗传病
2. 母系遗传
3. 阈值效应

二、单选题

1. 下列关于线粒体的描述正确的是（　　）。

A. 含有遗传信息和转译系统　　B. 线粒体基因突变与人类疾病基本无关

C. 是一种完全独立自主的细胞器　　D. 只有极少量 DNA，作用很小

2. 线粒体遗传不具有的特征为（　　）。

A. 异质性　B. 母系遗传　C. 阈值效应　D. 交叉遗传

3. 符合母系遗传的疾病为（　　）。

A. 甲型血友病　　B. 抗维生素D性佝偻病

C. 子宫阴道积水　　D. Leber遗传性视神经病

三、简答题

简述线粒体DNA的遗传特性。

【参考答案】

一、名词解释

1. 由线粒体DNA突变引起的疾病称为线粒体遗传病。

2. 母亲通过细胞质将mtDNA传递给她的儿子和女儿，但只有女儿能把mtDNA传递给下一代，这种遗传方式称为母系遗传。

3. 突变的mtDNA达到一定程度时，才引起某种组织或器官的功能异常，称为阈值效应。

二、单选题

1. A　2. D　3. D

三、简答题

答：线粒体DNA的遗传特性：①mtDNA具有半自主性；②遗传密码不同于通用密码；③母系遗传；④同质性与异质性；⑤阈值效应；⑥mtDNA的突变率极高。

第八章

染色体畸变与染色体病

学习目标

1. 掌握：染色体畸变类型及机制，具有识别常见染色体病的能力。常见染色体病的主要临床表现、发病机制、核型。
2. 熟悉：染色体畸变的概念、产生原因。
3. 了解：肿瘤的相关基因和肿瘤的染色体异常，理解肿瘤与遗传的关系。

第一节　人类染色体畸变

染色体发生数目和结构上的改变，称为**染色体畸变**，其引起的疾病即**染色体病**。

一、染色体畸变发生的原因

引起染色体畸变的原因很多，除遗传因素外，还有许多外界因素可诱发染色体畸变。

1．物理因素

来源于不同环境的各种物理射线如 X 线、α 射线、β 射线、γ 射线等，均可不同程度地引起体细胞或生殖细胞染色体断裂，发生染色体畸变或肿瘤。

2．化学因素

许多化学药物、农药、工业毒物、食品添加剂等均可导致染色体畸变。如抗癌药物有环磷酰胺、甲氨蝶呤；有机磷杀虫剂有敌敌畏、乐果；工业毒物有苯、甲苯、砷、氯乙烯；食品添加剂有糖精、防腐剂、着色剂等，均已证实可引起染色体畸变。

3. 生物因素

某些病毒感染可导致染色体畸变。如 Rous 肉瘤病毒、SV40 病毒、风疹病毒、水痘-带状疱疹病毒、肝炎病毒、麻疹病毒和腮腺炎病毒等均可诱发染色体畸变，其中肝炎病毒可引起患者的染色体非整倍体增多。

4. 母亲年龄

某些染色体畸变的发生往往与父母年龄有一定关系。一般认为，生殖细胞在母体内停留的时间愈长，受到各种因素影响的机会愈大，在以后的减数分裂过程中，愈容易产生染色体不分离而导致数目异常。此外，染色体畸变的发生与受精卵形成后的宫内环境也有关。

二、染色体畸变的类型

染色体畸变包括数目异常和结构异常两大类。畸变可以发生在生殖细胞也可发生在体细胞；既有常染色体畸变也有性染色体畸变。

（一）染色体数目畸变

正常人类成熟的生殖细胞含 23 条染色体，即一套染色体，称为单倍体，用 n 表示。正常体细胞中含 23 对染色体，即两套染色体，称为二倍体，用 $2n$ 表示。以此为基准，染色体数目的增加或减少统称为染色体数目畸变。

1. 整倍体畸变

染色体组成倍地增加或减少称为**整倍体畸变**。如果增加，将形成三倍体、四倍体等，凡三倍体以上的细胞或个体都称为多倍体；如果减少，则形成单倍体。

① 三倍体　每个细胞中含有三套染色体，即每号染色体有 3 条，用 $3n$ 表示，核型有 69，XXX；69，XXY；69，XYY 等。

② 四倍体　每个细胞中含有 4 个染色体组，即每号染色体有 4 条，用 $4n$ 表示。核型有 92，XXXX；92，XXXY 及 92，XXYY 等。

三倍体和四倍体多见于自发流产的胚胎中，约占自发流产胎儿的 22%。

2. 非整倍体畸变

在正常二倍体中，染色体增加或减少一条或几条，叫**非整倍体畸变**。染色体数目少于 46 条的细胞或个体称**亚二倍体**，如各种单体型；多于 46 条的称**超二倍体**，如各种三体型、四体型等。

① **单体型**　是指缺少一条或几条染色体，使同源染色体成单的个体。如缺失一条 X 染色体，其核型为 45，X。单体型中一般只有少数 X 单体可以存活。

② **三体型**　是指增加一条或几条染色体，使某号染色体成三条的个体。增加的染色体可以是常染色体，如 21-三体、13-三体、18-三体等；也可以是性染色体，如 XXX、XXY、XYY 等。

3. 嵌合体

由两种或两种以上不同核型的细胞系所组成的个体叫**嵌合体**，如 46，XX/47，XX，+21；46，XX/47，XXX；45，X/46，XX/47，XXX 等，因为嵌合体含有正常的细胞系，所以有些嵌合体可以发育到出生，甚至可活到成年。

4. 染色体数目畸变的原因

染色体数目畸变是由于在生殖细胞形成过程中，或在受精卵早期卵裂时，染色体的复制或行动发生异常，如出现核内复制、染色体不分离或染色体丢失等。

(1) 核内复制　有丝分裂时，如果细胞内的染色体已完成复制，而细胞却未能完成分裂，即可形成含四套染色体的四倍体（$4n$）细胞，称为**核内复制**。若核内复制发生于精原细胞或者卵原细胞，经减数分裂后可形成 $2n$ 的配子，与正常配子（n）结合，可形成三倍体（$3n$）；核内复制发生在受精卵第一次卵裂，可产生四倍体（$4n$）；发生在受精卵早期卵裂，可产生 $4n/2n$ 嵌合体。

(2) 染色体不分离　有丝分裂或减数分裂时，如果一对姐妹染色单体或同源染色体由于某种原因没有正常移向两极，而同时进入一个子细胞中，这种现象称为**染色体不分离**。不分离的结果导致一个子细胞中增加一条染色体，另一个子细胞中减少一条染色体。在减数分裂的两次分裂过程中都可能发生染色体不分离（图 8-1），使形成的异常配子染色体数目为 $n+1$ 或 $n-1$，与正常配子（n）结合，可产生三体（$2n+1$）或单体（$2n-1$）。染色体不分离若发生在受精卵卵裂早期，则形成各种嵌合体，嵌合体中各细胞系的类型和数量的比例，取决于发生不分离时期的早晚。

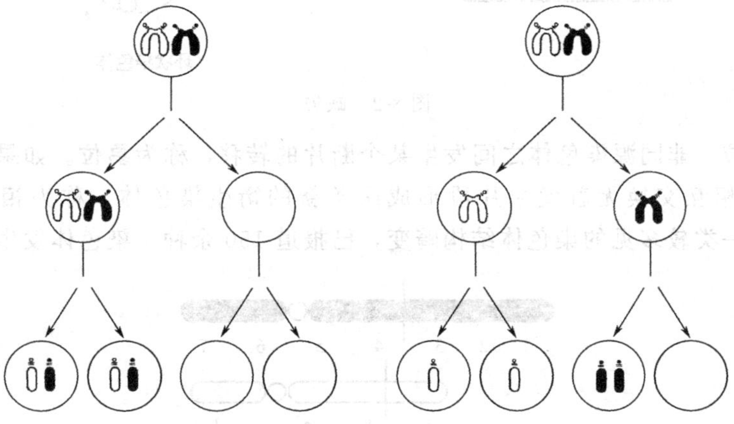

图 8-1　减数分裂中染色体不分离

(3) 染色体丢失　在细胞分裂过程中，由于某一条染色体的着丝粒未能与纺锤丝相连，因而在后期不能移动，或者移动迟缓而未与其他染色体一起进入新的细胞核，结果使分裂后的一个子细胞缺少一条染色体，这种现象称为**染色体丢失**。丢失发生在减数分裂过程中，则产生染色体数为 $n-1$ 的异常配子，与正常配子结合，形成单体（$2n-1$）；若发生在早期卵裂阶段则形成（$2n-1$）/$2n$ 嵌合体。

（二）染色体结构畸变

染色体结构畸变是指核型中某一个或几个染色体结构上发生改变而引起的畸变。染色体的断裂和重组是染色体结构畸变的主要原因。根据畸变性质的不同，染色体结构畸变可分为以下几种类型。

（1）缺失　染色体断裂后，断片及其带有的基因一起丢失，称为**缺失**。缺失断片发生在染色体长臂或短臂的末端，称为**末端缺失**；发生在染色体长臂或短臂的中间节段，称为**中间缺失**（图 8-2）。因染色体缺失导致的染色体病有几十种，常见的如猫叫综合征是 5 号染色体短臂缺失引起的。如某号染色体的两个臂远端均产生末端缺失，随后断裂端互相粘连成环形，称为**环状染色体**（ring，r）（图 8-2）。辐射损伤常诱发染色体断裂出现环状染色体。

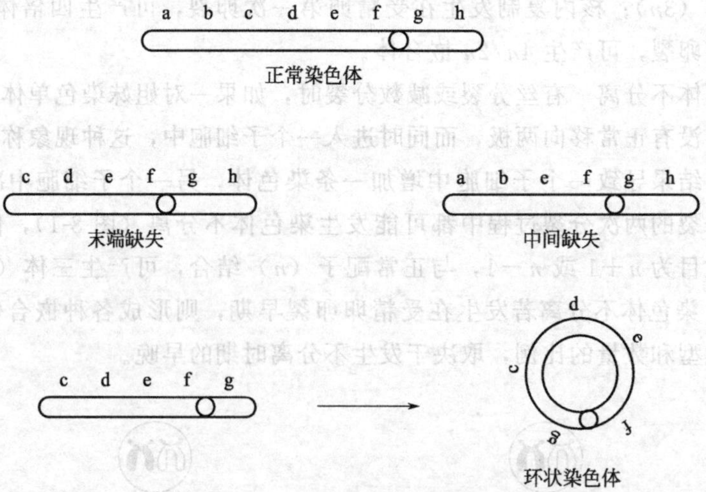

图 8-2　缺失

（2）易位　非同源染色体之间发生某个断片的转移，称为**易位**。如果两条染色体发生断裂后相互交换无着丝粒片段形成两条新的衍生染色体，称为**相互易位**（图 8-3），这是一类较多见的染色体结构畸变，已报道 150 余种。染色体发生相互易位的

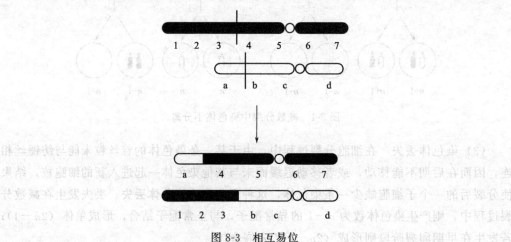

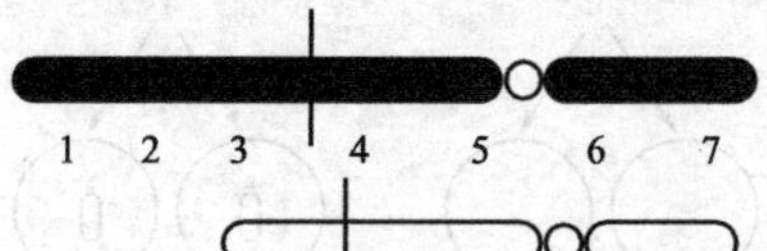

图 8-3　相互易位

个体，如果没有遗传物质的丢失，个体表型正常，则称为**平衡易位携带者**，但是平衡易位携带者在减数分裂形成生殖细胞时，同源染色体配对异常，易位节段配对形成特殊的“十字形”（图 8-4），这种“十字形”配对在分离时会导致染色体易位片段的缺失或重复，形成染色体结构异常的配子，引起自发流产或使其后代中出现染色体病患者。

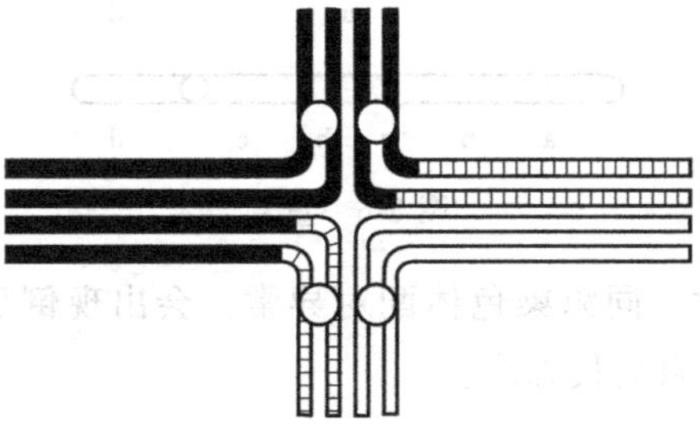

图 8-4　同源染色体配对呈“十字形”

（3）罗伯逊易位　是一种特殊形式的相互易位，发生在近端着丝粒染色体之间，又称**着丝粒融合**或**罗氏易位**。两条近端着丝粒染色体在其着丝粒处或附近发生断裂，两者的长臂在着丝粒区融合形成一条大的亚中或中着丝粒染色体（图 8-5）。这条大的染色体包含了两条染色体上的绝大多数基因，此个体为表型正常的平衡易位携带者，其后代可能形成单体型和三体型。两个极小的短臂也可能彼此连接形成一个很小的染色体，上面的遗传物质含量较少，一般在以后的细胞分裂中消失，它的存在与否不引起表型异常。

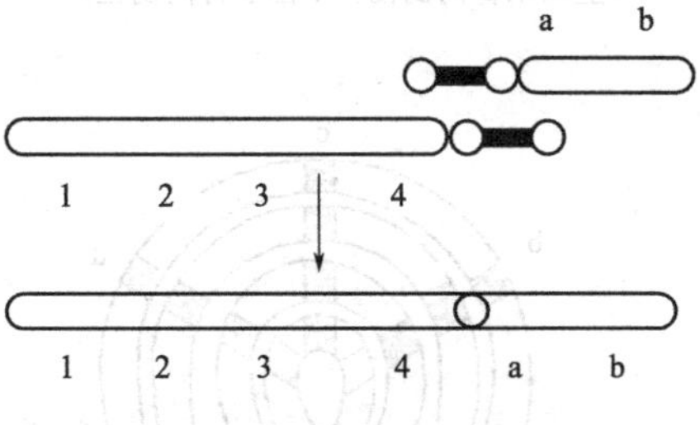

图 8-5　罗伯逊易位

（4）重复　一条染色体上的某一片段具有两份或两份以上，称为**重复**（图 8-6）。重复产生的主要原因是同源染色体间不等交换，使一条同源染色体上发生重复，另一条相应缺失，由此产生的配子与正常配子结合时，就会产生带有局部三体或局部单体的受精卵。

（5）倒位　一条染色体同时出现两次断裂，其中间片段旋转 180°后重接，造成此段基因排列顺序的颠倒，称为**倒位**。如果颠倒的片段是含有着丝粒的中间节段，称为**臂间倒位**；如果颠倒的片段不含着丝粒，仅限于长臂或短臂内，称为**臂内倒位**（图 8-7）。由于倒位一般没有遗传物质的增减，故有时不会出现明显的临床症状，称为**倒位携带**

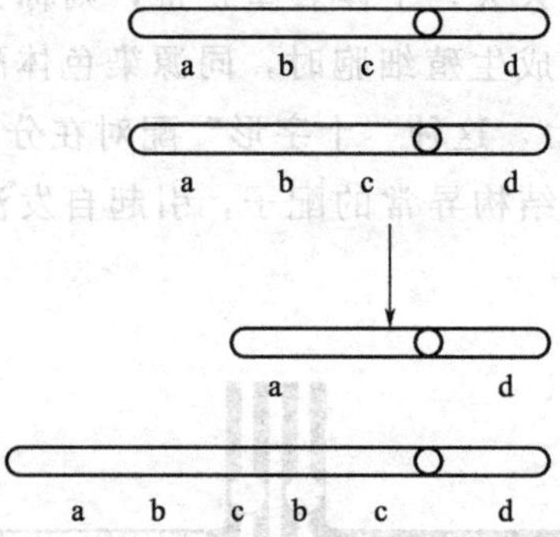

图 8-6 重复

者，其在形成生殖细胞时，同源染色体配对异常，会出现**倒位环**（图 8-8），产生染色体结构畸变的配子，而导致后代患病。

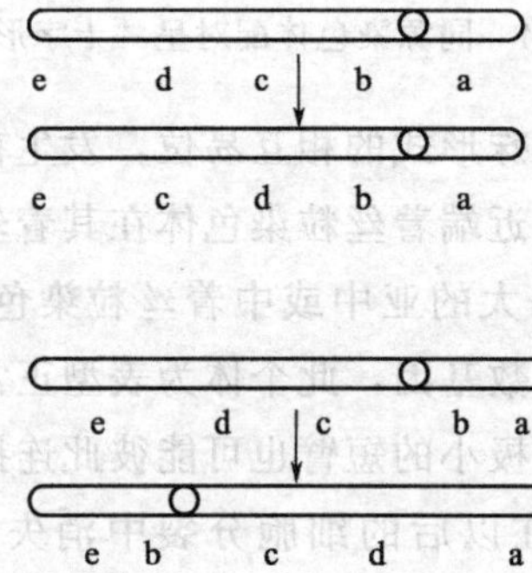

图 8-7 倒位

（上图示臂内倒位；下图示臂间倒位）

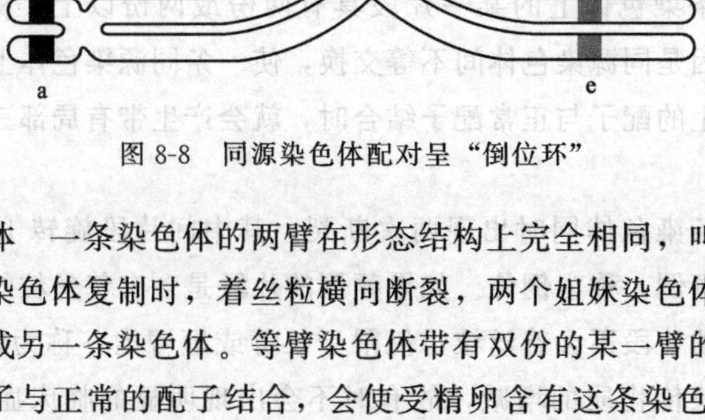

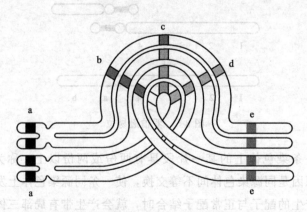

图 8-8 同源染色体配对呈“倒位环”

（6）等臂染色体 一条染色体的两臂在形态结构上完全相同，叫**等臂染色体**。等臂染色体形成原因是染色体复制时，着丝粒横向断裂，两个姐妹染色体的长臂形成一条染色体，两个短臂形成另一条染色体。等臂染色体带有双份的某一臂的遗传信息，如果带有等臂染色体的配子与正常的配子结合，会使受精卵含有这条染色体的一个臂为三体型，另一臂为单体型。

（7）双着丝粒染色体 带有两个具有主缢痕功能的着丝粒的染色体，叫做**双着丝粒染色体**。它的形成是由于染色体断裂后，具有着丝粒的两条染色体相接而成。这种双着丝粒染色体在细胞分裂时，可因两个着丝粒被拉向两极而使染色体断裂，故非常不稳定，易引起断裂缺失等畸变。

每一号染色体几乎都可发生畸变，使个体出现不同程度的发育障碍。一般来说，常染色体畸变比性染色体畸变所引起的疾病危害大，单体型比三体型后果严重。另外，畸变的染色体越大，引起的危害也越大，如1～12号染色体畸变一般是致死的，13～18号染色体畸变是亚致死的，19～22号染色体畸变是非致死的。

三、染色体畸变核型的描述

人类染色体核型分析的命名和书写方法，按照《人类细胞遗传学命名的国际体制》（简称ISCN）的规定，遗传学常用符号、英文缩写及各种染色体异常核型的举例见表8-1、表8-2。

表8-1 细胞遗传学常用符号和缩写术语表

符号	说　明	符号	说　明
A～G	染色体组号	ins	插入
1～22	常染色体编号	inv	倒位
X,Y	性染色体	mat	母源
+	多余	pat	父源
−	丢失	mar	标记染色体
→	从…到→	mos	嵌合体
?	表示对染色体或染色体结构的识别没有把握	p	短臂
:	断裂	q	长臂
::	断裂后重接	r	环状染色体
;	区分涉及结构重排的染色体	t	易位
ace	无着丝粒片段	rob	罗伯逊易位
cen	着丝粒	rcp	相互易位
del	缺失	rec	重组染色体
dic	双着丝粒体	s	随体
dup	重复	sce	姐妹染色单体互换
end	核内复制	ter	末端
i	等臂染色体	Ph	费城染色体

表8-2 人类染色体异常核型的表达

异常类型	符号或缩写	说　明
多倍体	69,XXY	总数69,性染色体为XXY
单体性	45,X	少一条性染色体
	45,XY,−? G	丢失的可能是一条G组染色体
多体性	47,XX,+21	多一条21号染色体
假二倍体	46,XX,+14,−21	多一条14号染色体,少一条21号染色体
嵌合体	45,X/46,XX	一个体中具有两种细胞系,一个细胞系性染色体为一条X,另一细胞系性染色体为XX
	45,X/46,XX/47,XXX	一个体具有三种细胞系,一细胞系性染色体为一条X;一细胞系性染色体为XX;一细胞系性染色体为XXX

续表

异常类型	符号或缩写	说明
部分缺失	46,XY,5p－	5号染色体短臂缺失
部分增长	46,XX,1q＋	1号染色体长臂增长
易位	46,X,t(Xq＋;16q－)	一条X染色体和第16号染色体平衡易位,使X长臂增长,16号短臂部分缺失
	46,XX,t(Bp－;Dq＋)	一条B组染色体和一条D组染色体平衡易位
	45,XY,－D,－G,＋t(DqGq)	少一条D组和一条G组染色体,多一条由它们的长臂相接而成的易位染色体
环状染色体	46,XX,r(16)	16号染色体为环状染色体
等臂染色体	46,X,i(Xq)	一条为正常X,一条为X长臂等臂染色体
双着丝粒染色体	46,X,dic(Y)	一条为正常X,一条为双着丝粒Y染色体

染色体结构畸变可用简式或详式两种方式进行描述。

用简式表示时需要依次写明如下内容：①染色体总数；②性染色体组成；③畸变类型符号；④在括号内写明受累染色体的序号；⑤在接着的另一括号内写明受累染色体断裂点的臂、区、带号。用详式表示时，与简式唯一的区别是最后的括号内不是描述断裂点的位置，而是描述重排染色体带的构成。

例如，1号染色体长臂末端缺失，断裂点在长臂2区1带处。用简式表示：46，XX，del(1)(q21)。用详式表示：46，XX，del(1)(pter→q21)。

2号染色体长臂2区1带、5号染色体长臂3区1带两处同时发生断裂，两断片相互交换位置后重接。用简式表示：46，XY，t(2;5)(q21;q31)。用详式表示：46，XY，t(2；5)(2pter→2q21::5q31→5qter；5pter→5q31::2q21→2qter)。

临床应用

病例分析

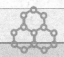

某男性，38岁，两次结婚，第一妻妊娠8次均于妊娠2个月左右流产，故离婚，与第二妻婚后，女方受孕几次亦均在3个月内流产，要求明确流产原因及是否能再妊娠。

本例显然是男方问题，特别是因为在询问病史中得知其第一妻与其离异后再婚生育正常。在3个月内自然流产者50%的病因是由于染色体异常，特别是男方原因引起的更是如此，故首先检查了男女双方核型。女方核型正常，男方有13号染色体间的平衡易位t(13q；13q)。这类同源的罗氏易位携带者有5种：t(13q；13q)；t(14q；14q)；t(15q；15q)；t(21q；21q)及t(22q；22q)。由于这类易位不能形成正常的配子，故不可能有正常的后代，这时应劝男方做绝育术，如双方同意可进行人工授精。如果是非同源罗氏平衡易位，则仍有3/4的机会生产畸形儿、流产或生育同样的携带者，危害后代极大，也应劝阻再次妊娠。

第二节 染色体病

染色体数目或结构畸变引起的疾病就是染色体病。染色体病在人群中的发病率高达5‰；在新生儿活婴中高达1%，死产儿中约占5.7%；在原发性闭经妇女中约占25%，在不育男性中约占18%。

染色体病在临床及遗传上的主要特征有：①患者一般都有多发性先天畸形，常有生长发育迟缓和智力低下，性染色体病患者还常有第二性征不发育、两性畸形的表现；②绝大多数染色体病患者呈散发性，即双亲染色体正常，畸变染色体来自双亲生殖细胞或受精卵早期卵裂新发生的染色体畸变，这类患者往往无家族史；③少数染色体畸变的患者是由表型正常的双亲遗传而得，其双亲之一为平衡易位携带者，可将畸变的染色体遗传给子代，引起子代的染色体不平衡而致病，这类患者常伴有家族史；④通过检验孕妇早期羊水细胞进行产前诊断可检出患儿，防止染色体畸变患儿出生。

历史发现

染色体病的发现史

1959年法国临床医生J. 勒热纳首先报道了先天愚型或称唐氏综合征是由于多了一个小近端着丝粒染色体引起的；接着C.E. 福德证实特纳综合征的女性是由于少了一个X染色体所致；法国学者P.A. 雅各布证实了克氏综合征的男性是由于多了一个X染色体的结果。从此染色体病的研究便广泛展开。1966年M.W. 斯蒂尔等离体培养用羊膜穿刺术得到的胎儿脱屑细胞获得成功。并对培养的胎儿细胞进行了染色体分析，从而使染色体病的产前诊断成为现实。1970年瑞典细胞化学家T.O. 卡斯珀松开创的人类染色体显带技术使染色体的分析愈益精确，有力地推动了染色体病的研究。

一、常染色体病

由于人类的第1～22常号染色体畸变所引起的疾病叫**常染色体病**。常染色体病的共同特征为智力发育不全和生长发育迟缓，有些还伴有各系统的畸形。

（一）先天愚型

先天愚型是1884年英国医生Down首次发现并作详细报道，故亦称**Down综合征**（唐氏综合征）。1959年法国细胞遗传学家Lejeune证实本病的病因是多了一个小的G组染色体（后来确定为21号），因此本病又称为**21-三体综合征**。这是人类发现最早、最常见，因而也是最重要的染色体病。

1. 发病率及临床特征

此病胎儿约3/4宫内死亡，活婴中发病率为1/600～1/800，发病率随母亲生育年龄的增高而增高，尤其当母亲年龄超过 35 岁时，发病率明显增高，男女发病比例为 3∶2。本病的临床特征：智力低下，IQ 为 25～50；特殊面容（鼻梁低、眼距宽、外眦向上、常张口伸舌，故亦称伸舌样痴呆）；腭弓高，头颅小而圆，枕部平坦，前囟大，新生儿期可有第三囟门；身材矮，四肢短，手宽肥厚，通贯掌，第五指短小或缺少指中节；肌张力低下，关节松弛；男性隐睾、无生育力，女性常无月经，少数能生育，但子女有 1/2 发病风险；50%有先天性心脏病，另可有胃肠道畸形、无肛、唇裂、腭裂、多指等；免疫功能低下，易感染，易患白血病。50%在 5 岁内死亡，8%寿命可超过 40 岁，平均寿命为 20 岁。

2. 核型及遗传学

已发现先天愚型患者核型分以下三类。

(1) 标准型　47，XX(XY)，+21，占 92.5%，具有典型的临床症状（图 8-9）。发病的主要原因是患儿的父母生殖细胞发生时，21 号染色体不分离。流行病学调查表明，这一类型与母亲生育年龄有关，其发病率随母亲年龄增高而增加，35 岁以上的母亲生出先天愚型儿的风险比 25～34 岁母亲要高 10 倍以上（表 8-3）。

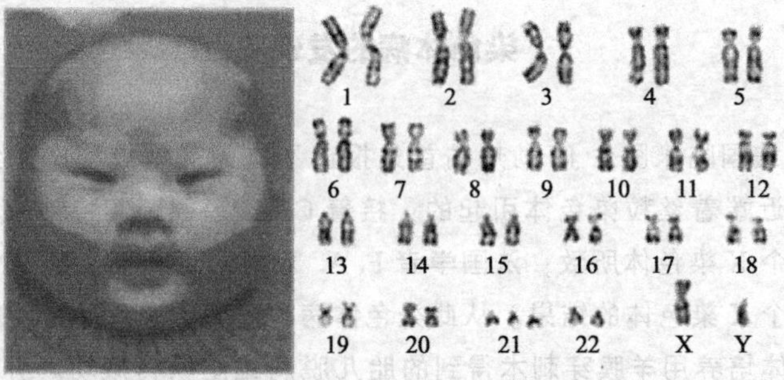

图 8-9　标准型先天愚型患者外观及核型

表 8-3　母亲年龄与先天愚型儿发病率的关系

母亲年龄/岁	先天愚型儿的发病率	母亲年龄/岁	先天愚型儿的发病率
20～25	1∶1800	35～39	1∶250
25～29	1∶1500	40～44	1∶100
30～34	1∶800	45～	1∶50

(2) 嵌合型　46，XX(XY)/47XX(XY)，+21，占 2.7%，其临床表现与异常核型的比例有关，一般异常核型小于 9%者症状不明显，超过 25%时，才表现出临床症状，但比标准型的症状轻。嵌合型发生的主要原因是受精卵在早期卵裂时发生了 21 号染色体不分离。

(3) 易位型　46，XX(XY)，−D，+t(Dq21q) 或 46，XX(XY)，−G，+t(Gq21q)，如 46，XX(XY)，−14，+t(14q，21q)，此种核型占 8%，有典型的临床症状。易位型先天愚型患者的双亲之一常为平衡易位携带者，核型为 45，XX(XY)，−14，−21，+t(14q；21q)，即细胞染色体总数为 45 条，少了一条 14 号和一条 21 号染色体，多了一条 14 号染色体长臂和 21 号染色体长臂相接的衍生染色体，由于这种易位仅丢失 14 号和 21 号染色体的短臂，短臂小，含基因少，对基因平衡影响不大，所以这种易位携带者一般无明显临床症状，发育基本正常。但是这种携带者将产生四种配子与正常配子结合，可能出现数量相等的四种核型的后代（图 8-10、图 8-11）。其中 1/4 正常，1/4 为 14/21 易位型先天愚型，1/4 为易位携带者，1/4 因缺少一条 21 号染色体而流产。可见易位型先天愚型患儿从其亲代身上接受了一条易位的衍生染色体，从而造成部分 21-三体。此型中约 1/4 是双亲之一为携带者，由遗传而得，其余多为新发生畸变而得。

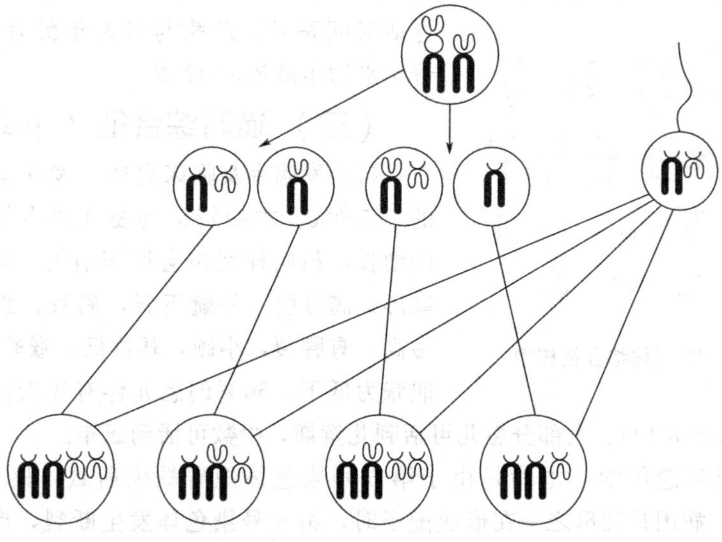

图 8-10　易位携带者与正常人婚配子女中的核型分布情况

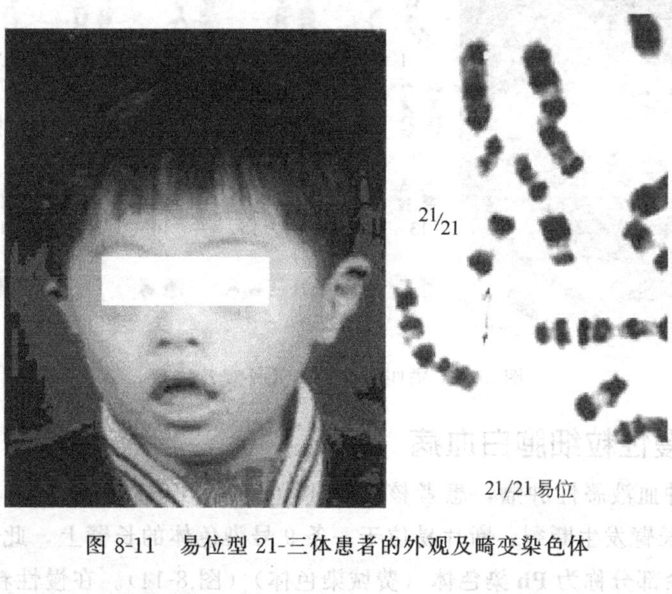

图 8-11　易位型 21-三体患者的外观及畸变染色体

（二）18-三体综合征

18-三体综合征又称 **Edward 综合征**，1960 年由 Edward 首先描述。

(1) 发病率及临床表现　此病的患病率为新生儿的 1/3500～1/7000，大约有 95％的 18-三体胎儿流产，存活者女性占多数，男女之比约为 1∶3。此病的临床表现为：患儿体重轻，枕部突出，眼裂小，眼睑下垂，内眦赘皮，可有唇裂，耳畸形低位，有颈蹼，舟形足（摇椅足），肌张力高，有特殊的握拳姿势：拇指紧贴掌心，2、5 指压在 3、4 指上。90％的 18-三体患儿有先天性心脏病。

(2) 核型及遗传学　本病是因为多了一条 18 号染色体，4/5 核型为 47，XX(XY)，＋18（图 8-12），1/5 为嵌合体 46，XX(XY)/47，XX(XY)，＋18，嵌合体症状较轻，存活时间稍长。此病与母亲年龄有关，据统计，母亲平均年龄超过 32 岁。

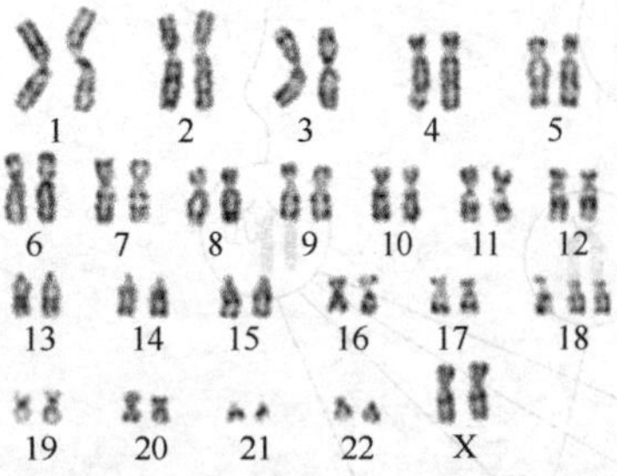

图 8-12　18-三体综合征核型

(三) 猫叫综合征（5p-综合征）

(1) 发病率及临床表现　发病率约为新生儿的 1/50000。本病特征为婴儿哭声似猫叫，随年龄增长，猫叫样哭声会逐渐消失。体重轻，小头畸形，满月脸，外眦下斜，斜视，患儿出生时腭弓高，有腭裂，小颌，耳位低，喉软骨发育不全，肌张力低下，50％的患儿伴有先天性心脏病，极度智力障碍（图 8-13）。大部分患儿可活到儿童期，少数可活到成年。

(2) 核型及遗传学　本病是由于第 5 号染色体短臂缺失所致，核型为 46，XX(XY)，5p⁻。病因是父母之一在形成配子时，第 5 号染色体发生断裂，形成了 5 号染色体短臂缺失的配子，该配子参与受精后，引起异常发育（图 8-13）。

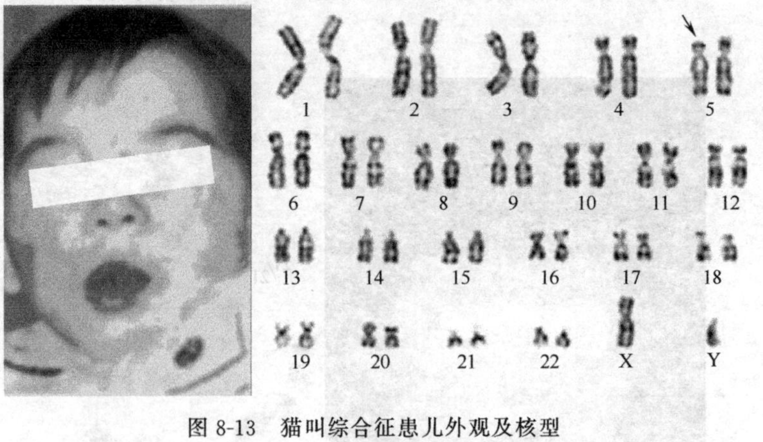

图 8-13　猫叫综合征患儿外观及核型

(四) 慢性粒细胞白血病（CML）

该病是一种血液恶性肿瘤，患者核型为 46，XX/XY，(9∶22)(q34∶q11)，一条 22 号染色体的长臂发生断裂，断片易位于一条 9 号染色体的长臂上，此 22 号染色体带有着丝粒的残余部分称为 **Ph 染色体**（费城染色体）（图 8-14）。在慢性粒细胞白血病患者中，可分为有或无 Ph 两类，据报道，化疗后 Ph 可以消失，复发前 Ph 又会出现，故 Ph 可作为诊治的一种参考指标。

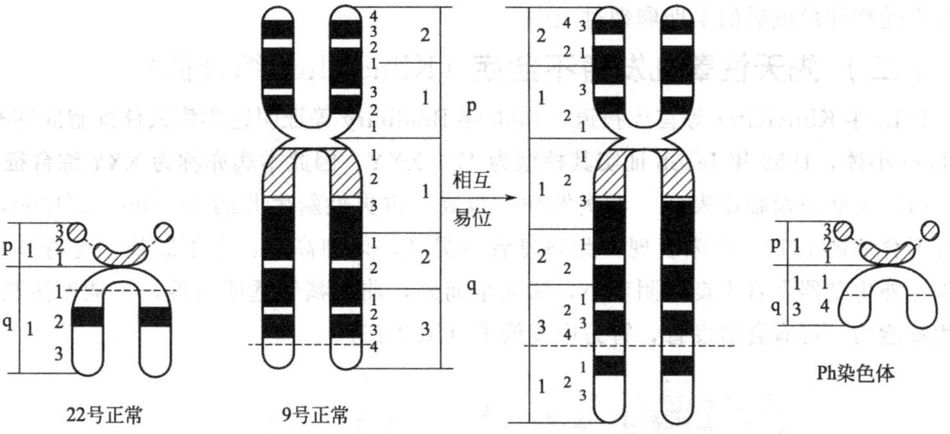

图 8-14　Ph 染色体的形成

二、性染色体病

由于性染色体数目和结构发生畸变所引起的病叫**性染色体病**。性染色体病的特征为性发育不全或两性畸形，有的伴有智力低下。

（一）先天性卵巢发育不全症（Turner 综合征）

1938 年 Turner 首先报道并命名，1954 年 Polani 证实患者细胞核 Barr 小体阴性，1959 年 Ford 证明其核型为 45，X，该病亦称为 **45，X 综合征或 X 单体综合征**。

（1）发病率及临床表现　在怀孕胎儿中占 1.4%，但约 99%自发流产，因而在新生女婴中发病率较低，仅为 1/5000。临床表现：患者外观女性，身体矮小，身高在 120～140cm 之间，性腺发育不良，有条索状性腺，无卵巢滤泡，原发闭经，外生殖器幼稚，乳房发育差，无生育能力。此外，患者后发际低，常有颈蹼，肘外翻（图 8-15）。35%的患者伴有心血管畸形，智力略低。

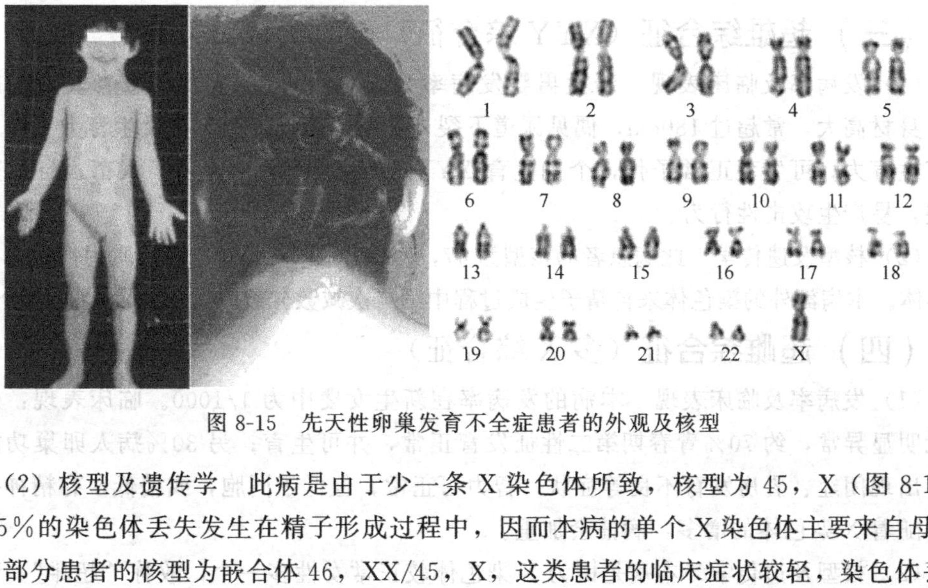

图 8-15　先天性卵巢发育不全症患者的外观及核型

（2）核型及遗传学　此病是由于少一条 X 染色体所致，核型为 45，X（图 8-15）。约 75%的染色体丢失发生在精子形成过程中，因而本病的单个 X 染色体主要来自母亲；也有部分患者的核型为嵌合体 46，XX/45，X，这类患者的临床症状较轻，染色体丢失发生在受精卵形成后的早期卵裂过程中。

（二）先天性睾丸发育不全症（Klinefelter 综合征）

1942 年 Klinefelter 等首先报道，1956 年 Bradbury 等证明这类病人体细胞间期有一个 Barr 小体，1959 年 Jacob 证实其核型为 47，XXY，因此本病亦称为**XXY 综合征**。

（1）发病率及临床表现　本病发病率很高，占男性新生儿的 1/1000～2/1000，占男性不育症的 1/10。临床表现：此病患者为男性，体型高瘦，上下肢长，与身体不成比例。外生殖器发育不良，阴茎小，睾丸小而硬，曲细精管透明变性，不能产生精子，无生育能力。可有乳房发育，智力中度低下（图 8-16）。

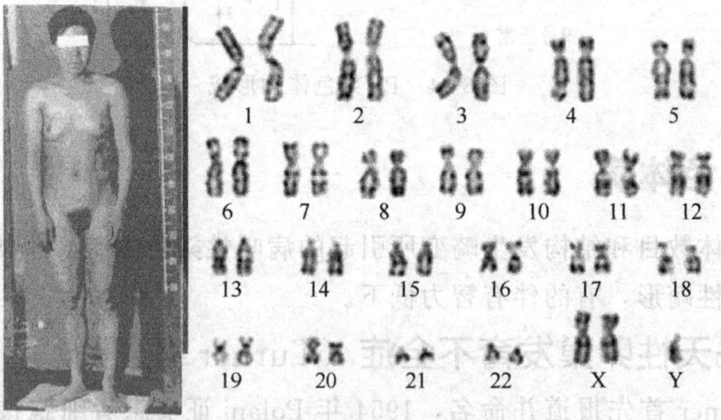

图 8-16　先天性睾丸发育不全症患者的外观及核型

（2）核型及遗传学　此病是由于多了一条 X 染色体所致，核型大多为 47，XXY（图 8-16），X 染色质阳性，Y 染色质亦阳性。此外，少数患者为 46，XY/47，XXY 的嵌合体，这类患者可有一侧正常睾丸，有生育能力。本病额外的染色体由细胞分裂染色体不分离产生，约 1/2 病例来自父方第一次减数分裂不分离，1/3 来自母方第一次减数分裂不分离，其余为母方第二次减数分裂不分离或受精卵早期卵裂过程中有丝分裂不分离。

（三）超雄综合征（XYY 综合征）

（1）发病率及临床表现　新生男婴发病率为 1/900。临床表现：患者表型一般正常，身材高大，常超过 180cm，偶见尿道下裂、隐睾、睾丸发育不全及生育力下降，大多有生育力，可生育正常子代，个别生育 XYY 子代。XYY 个体易于兴奋，自我克制力差，易产生攻击性行为。

（2）核型及遗传学　此病患者的核型为 47，XYY（图 8-17），X 染色质阴性，有两个 Y 小体。本病额外的染色体来自精子生成过程中第二次减数分裂时发生 Y 染色体不分离。

（四）超雌综合征（多 X 综合征）

（1）发病率及临床表现　本病的发病率在新生女婴中为 1/1000。临床表现：外表可无明显异常，约 70%青春期第二性征发育正常，并可生育；另 30%病人卵巢功能低下，出现闭经、乳房发育不良等症状。智力可正常，但低于同胞，或稍低，有精神病倾向，随着 X 染色体的增多，病情会加重。

（2）核型及遗传学　本病是因为 X 染色体较正常女性多一个，故称“超雌”，核型

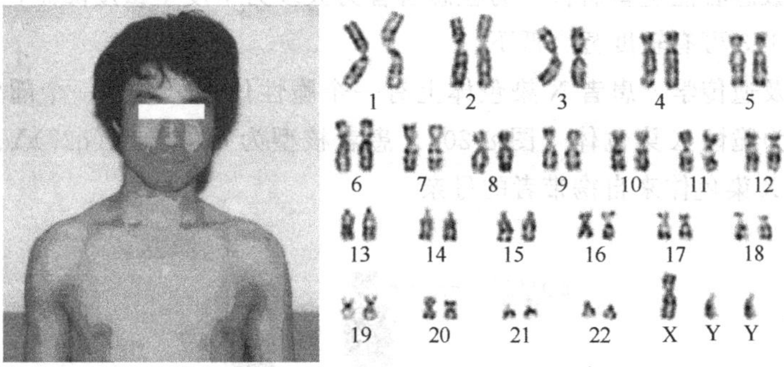

图 8-17　超雄综合征患者的外观及核型

为 47，XXX（图 8-18），X 染色质两个，也有 46，XX/47，XXX 的嵌合体，这类患者症状较轻。本病额外的 X 染色体几乎都来自卵细胞生成过程中第一次减数分裂不分离。

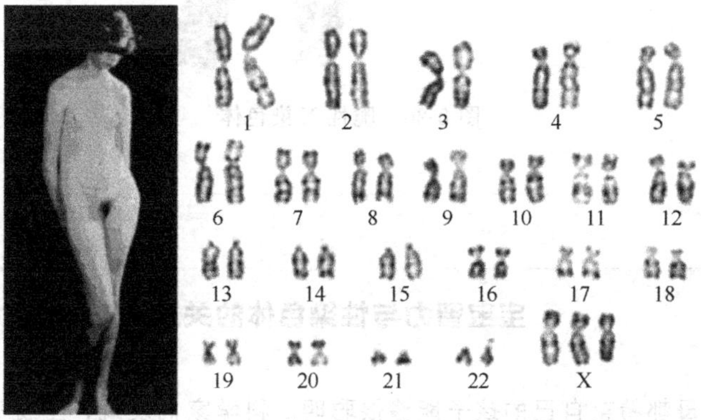

图 8-18　超雌综合征患者的外观及核型

（五）脆性 X 染色体综合征

(1) 发病率及临床表现　本病主要是男性发病，在男性群体中的发病率约为 1/1000。在男性智力低下的患者中，发病率约为 5%。临床表现：此病男性患者有明显的智力障碍，多不能正常生活。面部特征为长脸、嘴大唇厚、下颌大而前突、大耳朵或招风耳，约 80%男性患者于青春期后出现大睾丸（图 8-19），多数患者性腺发育不良，

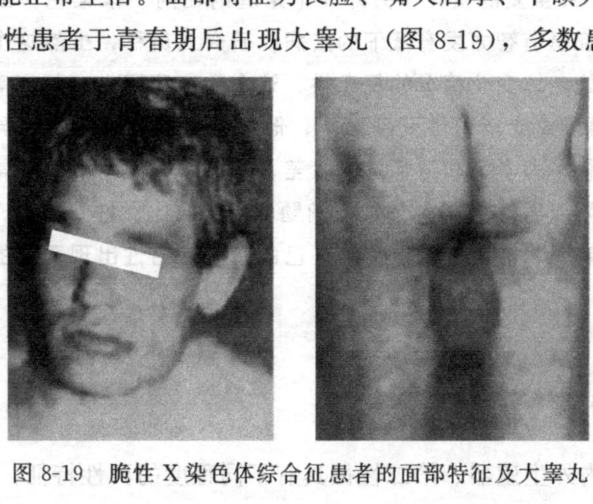

图 8-19　脆性 X 染色体综合征患者的面部特征及大睾丸

精子少，但少数患者能生育后代。男性患者智力大多为中度至重度障碍，也有轻度；女性杂合子中约1/3可有轻度智力低下。

（2）核型及遗传学　患者X染色体上有一个脆性位点，它像一个随体出现在长臂的末端，被称为脆性X染色体（图8-20）。患者核型为46，fraX(q27)Y。一般认为男性患者的脆性X染色体来自携带者的母亲。

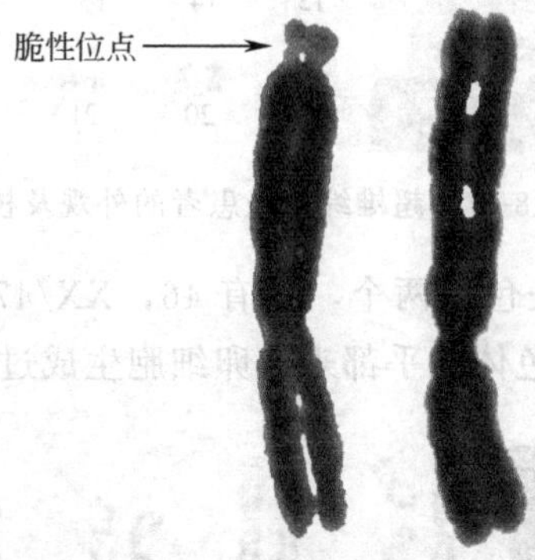

图8-20　脆性X染色体

前沿聚焦

宝宝智力与性染色体的关系

每位父母都希望自己的孩子能够很聪明。科学家们发现，宝宝智力除了与后天因素有关外，还与性染色体有一定关系。澳大利亚阿德莱德大学、比利时鲁汶大学及英国剑桥大学所属维康信托桑格研究所研究人员共同研究发现，人类性染色体中的一个重要片段的突变可能会引起智力发育障碍。相关研究报告刊登在《美国人类遗传学》期刊上。澳大利亚遗传学家格茨表示，在针对心理健康进行的全球调查中，研究人员发现，在550多个家庭中有6个家庭成员的X染色体小部分发生了DNA重复的变化，另外3个家庭则在同一段染色体上出现基因丢失现象，这些人都患有智力发育低下的疾病。研究人员称，虽然这个数字听起来相当低，但由于染色体变化情况的复杂性，这个数字实际上“相当高”。调查显示，大约有30名男孩或成年男性受到影响，他们看似和常人没什么异样，但出现了微妙的缺陷症状，即学习和记忆功能较差，从而影响到他们的正常生活。由于男性是半合子，所以男性X染色体发生问题的情况要比女性更频繁，但女性也可能成为隐性携带者，将缺陷基因遗传给自己的儿子。男性出现弱智的概率要比女性高30%左右。

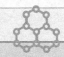

三、两性畸形

患者的性腺或内外生殖器、第二性征具有不同程度的两性特征，称为**两性畸形**。根据性腺组织的结构可分为真两性畸形和假两性畸形。

1. 真两性畸形

患者体内有两种性腺组织，既有睾丸组织，也有卵巢组织，两种性腺可以彼此分离，也可以结合在一起形成卵巢睾。患者的外生殖器和副性征介于两性之间，或倾向于某一性别。

核型可能是46，XX或46，XY，也可为46，XX/46，XY的嵌合体。

2. 假两性畸形

患者体内只有一种性腺组织，但外生殖器和第二性征兼有两性特征。这是由于性发育过程中，性激素水平不正常，或雄激素受体缺乏，导致发育异常，产生了假两性畸形。

临床病例

先天性肾上腺皮质增生

患者雄性激素合成过多，使女孩男性化，阴蒂肥大，过度发育成阴茎状，大阴唇甚至互相愈合。病因主要是由于21-羟化酶缺乏，使氢化皮质酮不足，从而引起垂体的促肾上腺皮质激素（ACTH）分泌增多，则肾上腺皮质增生，导致雄性激素增多。如受累者为男孩，则出现性早熟现象。

（1）女性假两性畸形　患者体内生殖腺为卵巢，核型为46，XX，X染色质阳性，Y染色质阴性。外生殖器和第二性征部分男性化，如阴蒂肥大似阴茎，有胡须，声音低沉，乳房不发育等。

临床病例

46，XX性逆转

患者核型为46，XX，但表现为男性，有阴茎，阴囊小，睾丸小，一般无精子发生，但偶见不成熟精子，其胡须和体毛少于正常男性，1/3有乳房肥大，患者心理异常和精神衰弱。究其病因，可能是含有XY核型的嵌合体，但未能检出，或Y染色体上的睾丸决定基因移位至X染色体或常染色体上。

（2）男性假两性畸形　患者体内生殖腺为睾丸，核型为46，XY，X染色质阴性，Y染色质阳性。外生殖器和副性征部分女性化，如外生殖器似女性，有阴道开口，但阴道短且止于盲端多为尿道下裂，阴囊深度分裂如大阴唇，阴茎短小，睾丸发育不良，乳房发育似女性。临床上较常见的病例是睾丸女性化综合征。

一般来说，女性假两性畸形如早期经过药物治疗和手术矫正后，可以结婚，极少数可有生育能力，而男性假两性畸形和真两性畸形一般经治疗后可缓解症状，但不能生育。

第三节 肿瘤与遗传

肿瘤是指由于细胞增殖失控而导致大量细胞集合所形成的肿块，分为良性肿瘤和恶性肿瘤，所谓癌一般指的就是恶性肿瘤。肿瘤的发生与遗传因素密切相关，例如一些肿瘤的发生具有明显的种族差异：中国人鼻咽癌的发生率居世界首位，日本人患松果体癌的比率比其他民族高十几倍。另有大量研究显示，几乎所有的肿瘤都具有一定的遗传基础，寻找与肿瘤相关的遗传因素已成为医学界在攻克癌症研究中的重要突破口。

一、肿瘤与染色体畸变

染色体畸变与肿瘤有密切关系。一方面，大多数恶性肿瘤细胞具有畸变的染色体，如肝癌、肺癌、宫颈癌及结肠癌等，多表现为多倍体、非整倍体，且染色体数目波动的幅度较大；染色体结构异常在肿瘤细胞中也较常见，如神经母细胞瘤、乳腺癌、小细胞肺癌、视网膜母细胞瘤、脑膜瘤、淋巴瘤等；另一方面，染色体病患者常伴有不同肿瘤的形成，例如21-三体综合征患儿发生白血病的概率增高，为正常儿童的15～30倍，发病年龄也提早数年，Turner综合征患者的条索状卵巢，有可能癌变，睾丸发育不全的男性乳房也可能发生癌变。

此外，研究发现，染色体如果容易发生分配不均或断裂、重排，则肿瘤发生的风险亦大大增高，可见染色体不稳定与肿瘤发生密切相关。所以，染色体畸变可能是肿瘤发生的表现，也可能是肿瘤发生的原因。

二、肿瘤相关基因

与肿瘤发生相关的基因有两类：**癌基因（onc）**和**肿瘤抑制基因（TSG）**。这两种基因的作用正好相反，它们的异常可增强细胞的生长和增殖，或去除正常的生长抑制与分化，结果都会导致细胞的转化和肿瘤发生。

（一）癌基因

近些年来，在致瘤病毒、人体和动物肿瘤中都发现了能导致细胞恶性转化的核酸片段，即癌基因。来自病毒的称为**病毒癌基因**，来自细胞的称为**细胞癌基因或原癌基因**，它们具有转化的潜能，可被激活成为癌基因。后来发现从酵母菌到人类的正常细胞几乎都有与细胞癌基因或原癌基因相类似的片段。

1. 癌基因的功能和分类

癌基因具有异常的促进细胞增生的能力，其编码的蛋白称为**癌蛋白**。癌基因可以理解为由原癌基因衍生而来的具有转化细胞能力的基因。已知的原癌基因已近100种，其中许多已定位于染色体区带上，它们与细胞的生长、增殖有关，或者编码生长因子、生长因子受体和蛋白激酶而在生长信号的传递和细胞分裂中起作用；或者编码DNA结合蛋白而参与基因表达或复制的调控。原癌基因在个体发育或细胞分裂的一定阶段十分重要，但在成人体内或平时却不表达或表达受到严格的控制，当其发生突变或被异常激活时，产生的癌蛋白在性质或数量上异于正常，就可能导致细胞发生恶性转化而癌变。

2. 癌基因的激活

癌基因可以通过多种方式被激活而过度表达。

（1）点突变激活　体细胞内的原癌基因可以通过点突变而成为癌基因，产生异常的基因产物；也可由于点突变使基因摆脱正常的调控而表达。

（2）易位激活　染色体易位是癌基因激活的另一种形式。易位导致癌基因的重排或融合，产生异常的蛋白质而使细胞转化。

（3）插入激活　如果某个非常活跃基因的启动子插入到正常细胞原癌基因的附近，或原癌基因易位到某些非常活跃基因的启动子附近时，也能产生过量的癌蛋白而使细胞恶变。

（4）扩增激活　原癌基因还可以通过自身的扩增而过度表达。

（二）肿瘤抑制基因

肿瘤抑制基因又称**抑癌基因**，可通过抑制细胞癌基因的激活，抑制细胞的异常生长和恶性转化，并能调节细胞的正常增殖和分化。当肿瘤抑制基因的两个等位基因都因突变或缺失而丧失功能时，就会促使细胞发生恶变。例如，遗传型视网膜母细胞瘤患者出生时，*Rb* 基因的一个等位基因由于生殖细胞突变而丧失功能，出生后若视网膜母细胞中另一个等位基因发生了体细胞突变，这个细胞就会转化为肿瘤细胞。除此之外，*p53*、*BRCAL*、*BRCA* 等也是其他一些常见肿瘤的抑制基因。

肿瘤发生是一个多阶段的过程，通常涉及多个基因。在肿瘤发生发展过程中既有肿瘤抑制基因的丢失，也有癌基因的活化，而且活化或丢失的基因不只是一种。如在家族性结肠息肉发展成为结肠癌的过程中存在 *ms* 癌基因和 *p53*、*APC* 和 *MCC* 等几个抑癌基因的异常。

前沿聚焦

病毒与人类肿瘤

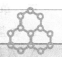

在很长一段时间内，病毒与人肿瘤究竟有什么关系，没有得到肯定的结果。但在 1989 年世界上一些著名的病毒学家和肿瘤学家在智利圣地亚哥举行的“DNA 病毒在人类肿瘤中的作用”国际研讨会上，首次确定了至少有 3 种病毒与人类肿瘤的密切关系。这就是肝炎病毒（HBV、HCV）与肝细胞癌、爱泼斯坦-巴尔病毒（EBV）与伯基特（Burkitt）淋巴瘤、鼻咽癌，人乳头瘤病毒（HPV）与宫颈癌有直接关联。1980 年曾发现人类嗜 T 细胞病毒（HTLV）与人类某些淋巴细胞白血病的关系，使人类肿瘤病毒病因学获得巨大突破。对病毒与人类肿瘤关系的研究十分重要，如能弄清肿瘤病毒的致癌机制，将有助于开辟治疗和预防肿瘤的新途径与方法。

人类肿瘤病毒引起人类癌症的机制和动物肿瘤病毒引发动物肿瘤是不同的，它们的感染一般具有长期潜伏和隐蔽的特点，通常与宿主处于“和平共处”状态，对宿主无害，只在偶然情况下，在宿主体内外因素作用下才激活病毒的致癌性。例如在激素、代谢产物或辐射等的作用下，这些病毒才引起宿主肿瘤或白血病的发生。人癌的发生是细胞中多基因改变和多阶段的过程，只有病毒的作用并不足以诱导肿瘤的发生，还必须有辅助因素的参与。此外，人类机体在进化过程中形成了完善的免疫系统，具有抵御和清除因病毒作用而产生的少数癌变细胞的能力，能够消灭肿瘤于萌芽状态。只有当机体免疫力降低或被破坏时，肿瘤病毒才暴露出“庐山真面目”，使宿主细胞异常增生而发生癌变。因此只有少数感染个体产生肿瘤，并且一般需要有较长的潜伏期。

习　题

一、名词解释

1. 嵌合体
2. 罗伯逊易位

二、填空题

1. 21-三体综合征又称________和________。
2. 21-三体综合征按其核型可分为________、________和________。
3. 先天性卵巢发育不全综合征患者的核型是________。
4. 染色体数目畸变方式可分为________和________，其畸变的原因主要有________、________、________。

三、单选题

1. 非整倍体的形成原因可以是（　　）。

A. 双雌受精　B. 双雄受精　C. 核内复制
D. 染色体不分离　E. 核内有丝分裂

2. 如果染色体的数目在二倍体的基础上减少一条则形成（　　）。

A. 单体型　B. 三倍体　C. 单倍体
D. 三体型　E. 部分三体型

3. 某个体含有不同染色体数目的三个细胞系，这种情况称为（　　）。

A. 多倍体　B. 非整倍体　C. 嵌合体
D. 三倍体　E. 三体型

4. 易位是由于两条染色体的断裂片段错接形成的，这两条染色体应是（　　）。

A. 姊妹染色单体　B. 非姊妹染色单体　C. 同源染色体
D. 非同源染色体　E. 以上都不是

5. 四倍体形成的原因可能是（　　）。

A. 双雌受精　　B. 双雄受精　　C. 核内复制
D. 不等交换　　E. 染色体不分离

6. 某一个体其体细胞中染色体的数目比二倍体多了3条，称为（　　）。
A. 亚二倍体　　B. 超二倍体　　C. 多倍体
D. 嵌合体　　E. 三倍体

7. 嵌合体形成的原因可能是（　　）。
A. 卵裂过程中发生了同源染色体的错误配对
B. 卵裂过程中发生了联会的同源染色体不分离
C. 生殖细胞形成过程中发生了染色体的丢失
D. 生殖细胞形成过程中发生了染色体的不分离
E. 卵裂过程中发生了染色体丢失或不分离

8. 46，XY，t(4;6)(q35;q21) 表示（　　）。
A. 一女性细胞内发生了染色体的插入
B. 一男性细胞内发生了染色体的易位
C. 一男性细胞带有等臂染色体
D. 一女性细胞内带有易位型的畸变染色体
E. 一男性细胞含有缺失型的畸变染色体

9. 若某一个体核型为46，XX/47，XX，+21则表明该个体为（　　）。
A. 常染色体结构异常　　B. 常染色体数目异常的嵌合体
C. 性染色体结构异常　　D. 性染色体数目异常的嵌合体
E. 常染色体结构异常的嵌合体

10. 染色体非整倍性改变的机制可能是（　　）。
A. 染色体断裂及断裂之后的异常重排　　B. 染色体易位
C. 染色体倒位　　D. 染色体不分离　　E. 染色体核内复制

11. 染色体结构畸变的基础是（　　）。
A. 姐妹染色单体交换　　B. 染色体核内复制　　C. 染色体不分离
D. 染色体断裂及断裂之后的异常重排　　E. 染色体丢失

12. 人类精子发生的过程中，如果第一次减数分裂时发生了同源染色体的不分离现象，而第二次减数分裂正常进行，则其可形成（　　）。
A. 一个异常性细胞　　B. 两个异常性细胞　　C. 三个异常性细胞
D. 四个异常性细胞　　E. 正常的性细胞

13. 一条染色体断裂后，断片倒转180°再与断端重接，结果造成（　　）。
A. 缺失　　B. 易位　　C. 倒位
D. 重复　　E. 插入

14. 若某人核型为46，XX，del(1)(q21:)则表明在其体内的染色体发生了（　　）。
A. 缺失　　B. 倒位　　C. 易位
D. 插入　　E. 重复

15. 猫叫综合征患者的核型为（　　）。

A. 46,XY,r(5)(p14)　　B. 46,XY,t(5;8)(p14;p15)

C. 46,XY,del(5)(p14)　　D. 46,XY,ins(5)(p14)

E. 46,XY,dup(5)(p14)

16. 核型为45，X者可诊断为（　　）。

A. Klinefelter 综合征　　B. Down 综合征　　C. Turner 综合征

D. 猫叫综合征　　E. Edward 综合征

17. 下列哪种疾病应进行染色体检查（　　）。

A. 先天愚型　　B. α地中海贫血　　C. 苯丙酮尿症

D. 假性肥大型肌营养不良症　　E. 白化病

18. 若患者体内既含男性性腺，又含女性性腺，则为（　　）。

A. 男性　　B. 真两性畸形　　C. 女性

D. 假两性畸形　　E. 性腺发育不全

四、简答题

1. 写出下列核型的病名，并说明其含义：①45，X；②46，XY，del(5)(p15)；③47，XXY；④47，XX，+21。

2. 为什么对一个临床明确诊断为Down综合征的患者进行核型检查仍是必要的？

3. 请写出Klinefelter综合征的核型及主要临床表现。

4. 染色体结构畸变包括哪几种类型？请用简图表示畸变情况。

5. 非整倍体产生的机制有哪些？联系Turner综合征，说明此疾病产生的主要原因。

6. 什么是脆性X染色体综合征？其主要临床表现是什么？

【参考答案】

一、名词解释

1. 由两种或两种以上不同核型的细胞系所组成的个体叫嵌合体。

2. 是一种特殊形式的相互易位，发生在近端着丝粒染色体之间，又称着丝粒融合或罗氏易位。

二、填空题

1. 先天愚型　Down 综合征

2. 标准型　易位型　嵌合型

3. 45，X

4. 整倍体畸变　非整倍体畸变　核内复制　染色体不分离　染色体丢失

三、单选题

1. D　2. A　3. C　4. D　5. C　6. B　7. E　8. B　9. B　10. D　11. D　12. D　13. C　14. A　15. C　16. C　17. A　18. B

四、简答题

1. 答：①为先天性卵巢发育不全症，含义是少一条X 染色体的女性。②为猫叫综合征，含义是一男性第五号染色体在短臂第一区第五条带处发生了断裂并缺失。③为先天性睾丸发育不全症，是多了一条X染色体的男性。④为标准型的先天愚型患者，是多了一条21号染色体的女性。

2. 答：因为唐氏综合征有三种类型，其核型不一样。病因不一样，治疗和预防的方法也不一样。进行核型检查仍是必要的。

3. 答：Klinefelter综合征也即先天性睾丸发育不全症，其核型大多为47，XXY，少数为46，XY/47，XXY的嵌合体。

主要临床表现：该病患者为男性，体型高瘦，上下肢长，与身体不成比例。外生殖器发育不良，阴茎小，睾丸小而硬，曲细精管透明变性，不能产生精子，无生育能力。可有乳房发育，智力中度低下。

4. 答：结构畸变的类型有缺失、易位、罗伯逊易位、重复、倒位、等臂染色体、双着丝粒染色体。图略。

5. 答：非整倍体产生的机制有减数分裂和有丝分裂中染色体不分离或丢失。

Turner综合征产生的主要原因：约75%的染色体丢失发生在精子形成过程中，因而本病的单个X染色体主要来自母亲，机理为父方精子发生过程中减数分裂时性染色体发生了不分离产生不含性染色体的O型精子与正常卵子结合形成；也有部分患者的核型为嵌合体46，XX/45，X，染色体丢失发生在受精卵形成后的卵裂早期。

6. 答：若人类X染色体上有一个脆性位点，很容易发生断裂，由此引起的疾病称脆性X染色体综合征。

此病多为男性患者，表现有明显的智力障碍，多不能正常生活。面部特征为长脸、嘴大唇厚、下颌大而前突、大耳朵或招风耳，约80%男性患者于青春期后出现大睾丸，多数患者性腺发育不良，精子少，但少数患者能生育后代。男性患者智力大多为中度至重度障碍，也有轻度。女性杂合子中约1/3可有轻度智力低下。

第九章

遗传病的诊断、治疗和遗传咨询

学习目标

1. 掌握：遗传咨询的对象和步骤。
2. 熟悉：遗传病的诊断步骤及注意事项。
3. 了解：遗传病的治疗方法及基因治疗的原理。

第一节　遗传病的诊断

遗传病的正确诊断是开展遗传咨询和防治工作的基础。由于遗传病种类繁多，症状与体征特异性不高，故除一般临床诊断方法外，尚需辅以遗传学的特殊诊断手段，如系谱分析、细胞遗传学检查、皮纹分析、生化检查、基因诊断等。

临床应用

遗传病的临床诊断

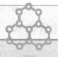

遗传病的诊断程序和普通疾病一样，首先在临床门诊听取病人的主诉，询问病史，查体，然后进行必要的实验室检查，最终确诊。

询问病史：由于遗传病多有家族聚集现象，所以病史采集的准确性至关重要。除一般病史外，应着重询问患者的家族史、婚姻史和生育史。

查体：大多数遗传病都有其特殊的症状和体征。如患有智力发育不全伴有特殊腐臭味尿液提示为苯丙酮尿症；智力发育不全伴有白内障、肝硬化等提示为半乳糖血症；智力低下伴有眼距宽、眼裂小、外眼角上斜等体征要考虑先天愚型；智力发育不全伴有生长发育迟缓、五官、四肢、内脏等方面的畸形提示可能为常染色体病；若有性腺发育不全或有生殖力下降、继发性闭经、行为异常的可疑为性染色体病。由于大多数遗传病在婴幼儿期即可有体征和症状表现，故除观察外貌特征外，还应注意身体发育快慢、体重增长速度、智力增进情况、性器官及第二性征发育状态、肌张力强弱以及啼哭声是否异常等。

由于遗传病普遍存在遗传异质性，因此还必须通过实验室检验和其他辅助检查进行综合分析后才能确诊。

一、系谱分析

根据家族史、婚姻史和生育史就可以得到一个完整的系谱，进行系谱分析。

（1）系谱分析的步骤　①绘制系谱，分析是否属于遗传病，并进一步确定遗传病类型及其遗传方式；②按遗传规律估计可疑携带者及子女发病的风险；③对家系中有风险的成员提出合理建议和意见。

（2）系谱分析要注意的问题

① 系谱的完整性和可靠性　一个完整的系谱应有三代以上家庭成员的患病情况、婚姻情况及生育情况（包括有无流产史、死产史及早产史），若家族成员太少，系谱分析也难以进行；另外，还应注意患者或代诉人是否有顾虑而提供虚假资料，如重婚、非婚子女等，造成系谱不真实；必要时应对患者亲属进行实验室检查和其他辅助检查使诊断更加可靠。

② 外显不全现象　分析显性遗传病时，应注意对已知有延迟显性的年轻患者，由于外显不全而呈现隔代遗传假象，不可误认为是隐性遗传。

③ 遗传异质性　某些遗传病具有遗传异质性，它们的临床症状很相似，却是由不同致病基因引起的，应注意避免当作同一种遗传病进行分析。

④ 新的基因突变　当患者在家系中为一散发病例时，不可主观断定为常染色体隐性遗传病，要考虑是否是新的基因突变引起的。

二、细胞遗传学检查

1. 染色体检查

染色体检查亦称**核型分析**，是确诊染色体病的主要方法。

临床应用

染色体检查的操作步骤

染色体检查的操作步骤包括：①获取材料，主要取自外周血、绒毛、羊水、脐血、皮肤等各种细胞；②制备染色体，将各种细胞经培养后，常规制备染色体标本；③显带染色，常规非显带和 G 显带染色，如需要亦可进行其他显带染色；④核型分析，在显微镜下一般观察 30～50 个细胞，再分析其中3～5 个形态结构异常的核型，即可作出初步诊断。

一般建议进行染色体检查有以下情况：①有明显的智力发育不全、生长迟缓或伴有其他先天畸形者；②接触过各种致畸物质者；③家族中已有染色体异常或先天畸形的孕妇（胎儿染色体检查）；④有习惯性流产史的妇女及其丈夫；⑤原发性闭经和女性不育症患者；⑥无精子症和男性不育症患者；⑦两性内外生殖器畸形者；⑧35 岁以上的高龄孕妇（胎儿染色体检查）。

2．性染色质检查

性染色质检查包括 X 染色质和 Y 染色质检查，可作为性染色体检查的一种辅助手段。通过性染色质检查，可以确定胎儿的性别，以助于 X 连锁遗传病的诊断；协助诊断由于性染色体数目异常所致的染色体病；用于对两性畸形的诊断。

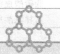

临床应用

性染色质检查的操作步骤

性染色质检查的操作步骤包括：①获取材料，主要取自发根鞘细胞、皮肤或口腔上皮细胞、女性阴道的上皮细胞，也可取自绒毛和羊水的胎儿脱落细胞等；②观察 Y 染色质，用荧光染料处理上述各种细胞，在荧光显微镜下观察，可见直径约 0.3μm 的强荧光小体，即 Y 染色质；③观察 X 染色质，一般用硫堇或甲基蓝对细胞进行染色，在普通光学显微镜下观察，可见间期细胞核膜内缘约 1μm 大小的浓染小体，即 X 染色质（Barr 小体）。

正常女性可见一个 X 染色质而无 Y 染色质，正常男性无 X 染色质而有一个 Y 染色质。如果女性无 X 染色质，则核型可能为 45，X（Turner 综合征）；如果女性有 2 个 X 染色质，核型可能为 47，XXX（超雌综合征）；又如男性有两个 Y 染色质，无 X 染色质，则可能核型为 47，XYY（超雄综合征）；如男性有一个 X 染色质，一个 Y 染色质，则核型可能为 47，XXY（Klinefelter 综合征）。

三、生化检查

生化检查主要通过生化手段定性、定量地分析机体中的酶和蛋白质。基因突变引起的单基因病往往表现在酶和蛋白质的质和量的改变或缺如。因此，生化检查是诊断单基因病或分子病的主要方法之一。由于一种酶缺乏不一定在所有组织中都能检出，因而取材部位因病而异（表 9-1）。

表 9-1 活体组织检查酶活性确诊的遗传性代谢病

病名	缺陷酶	取材部位
苯丙酮尿症	苯丙氨酸羟化酶	肝
白化病	酪氨酸酶	毛囊
酪氨酸血症	对羟苯丙酮酸羟化酶	肝、肾
组氨酸血症	组氨酸酶	指甲屑
枫糖尿症	支链脱羧酶	肝、皮肤成纤维细胞

由于很多酶或蛋白质测定方法困难或程序繁琐，在日常诊疗工作中难以进行，所以临床上常进行酶促反应代谢物（中间产物、底物、终产物和旁路代谢产物等）的检测，间接地反映酶的变化，以确定某些遗传性代谢病（表 9-2）。

表 9-2 代谢物检测确诊的遗传性代谢病

病名	血清	尿液
苯丙酮尿症	苯丙氨酸	苯丙酮酸
酪氨酸血症	酪氨酸	酪氨酸、苯丙氨酸衍生物
组氨酸血症	组氨酸	组氨酸
枫糖尿症	缬氨酸、亮氨酸、异亮氨酸	铜衍生物
胱氨酸病	胱氨酸	胱氨酸、其他氨基酸尿
低磷酸血症		磷酸乙醇胺
高甘氨酸血症	甘氨酸、其他有机酸	甘氨酸

四、基因诊断

基因诊断是利用 DNA 分析技术直接从分子水平（DNA 或 RNA）检测遗传的基因缺陷，进而对疾病进行诊断的方法。由于基因诊断可以越过基因产物直接检查基因的结构，因而常用于症状前基因诊断、出生前基因诊断，还可对表型正常的携带者或对某种疾病的易感者作出诊断和预测。

知识拓展

利用基因探针进行基因诊断的原理及特点

基因诊断有多种方法，常用的一种方法为“基因探针”技术，其基本原理是：用一段带标记的与目的基因有关的核苷酸序列（可以是目的基因的全部或部分，也可以是与目的基因毗邻的侧翼序列），即**基因探针**，与待测 DNA 先进行变性成为单链，再彼此互补复性成为双链，即进行**核酸分子杂交**，根据杂交结果来分析待测 DNA 中有无该基因或该基因是否有缺陷，从而进行基因诊断。利用这一原理，可以制备多种已知核苷酸序列的核酸作为探针，来测定被查核酸的核苷酸序列。

与传统诊断方法相比，基因诊断有如下特点：①运用基因探针，特异性强，灵敏度高；②针对直接病因进行诊断；③适应性强，诊断范围广；④不受取材的细胞类型和发病年龄的限制（目的基因无组织和发育特异性，机体各种组织的有核细胞都可以作为基因诊断的材料）；⑤不受基因表达的时空限制（无论基因是否表达、症状是否出现，基因诊断的结果一般都很稳定）。

随着人类基因的分离克隆和序列的阐明，基因诊断将朝着高效、准确、灵敏和无创伤的方向发展，可诊断的病种也将日益增多。目前可应用基因诊断的遗传病有：镰形细胞贫血症、苯丙酮尿症、α 和 β 地中海贫血、α 抗胰蛋白酶缺乏症、慢性进行性舞蹈症、假性肥大型肌营养不良症等。

五、皮纹纹理分析

皮肤纹理简称**皮纹**，是指人体皮肤某些特定部位（手掌、脚掌、手指、脚趾等）出现的纹理图形。人体皮肤纹理于胚胎 12～14 周出现，由真皮乳头向表皮突出形成许多整齐的乳头线，称**嵴纹**，嵴纹之间的凹陷称为**皮沟**，嵴纹和皮沟相间排列就构成皮纹。皮纹一旦形成终生不变，所以皮纹具有高度稳定性的特点。

人类的皮纹与某些遗传病，特别是染色体病有相关性，如通贯手、弓形纹等是很多染色体病的特殊皮纹（图 9-1），所以皮纹分析可以作为遗传病的辅助诊断手段，例如 21-三体综合征患者的指纹以尺箕为多，1/3～1/2 患者的掌纹为通贯掌纹（图 9-2）。

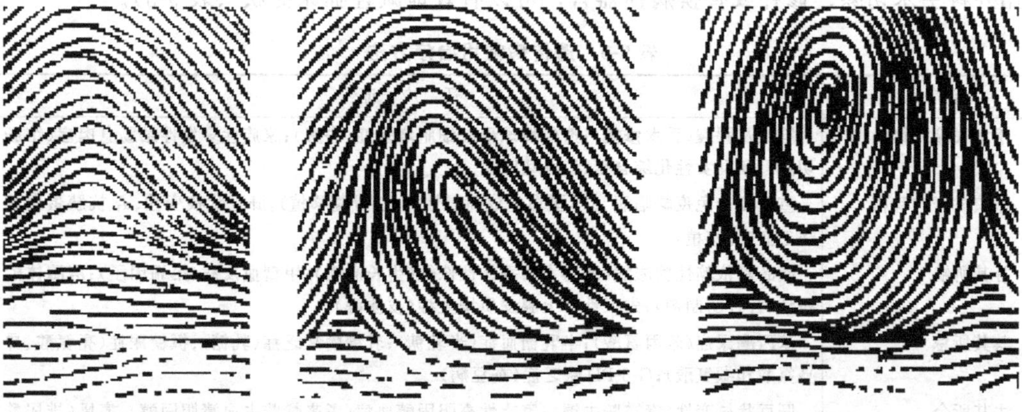

(a)弓形纹　(b) 箕形纹　(c) 斗形纹

图 9-1　指纹的三种类型

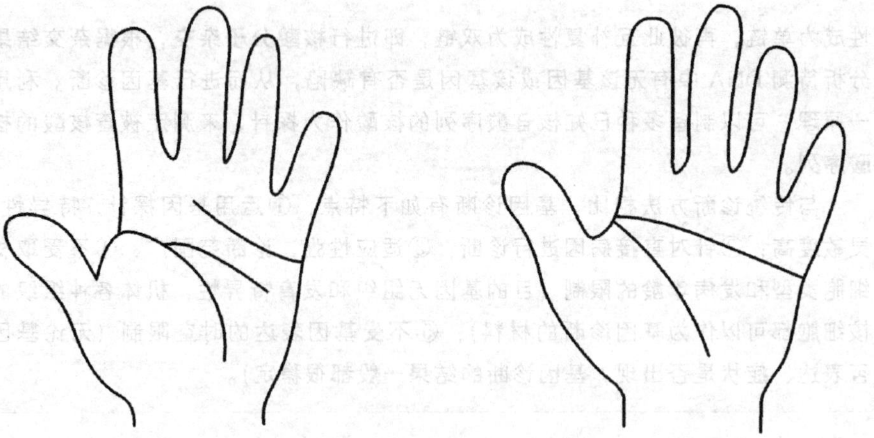

图 9-2 普通手与通贯手掌纹比较

由于人群中皮纹的变异比较广泛，少数健康个体也会出现某些染色体病患者所具有的特殊纹理改变，所以皮纹分析结果只能作为诊断时的参考信息，不能作为确诊的依据。

第二节 遗传病的治疗

随着分子生物学、医学遗传学的迅速发展，人们对遗传病的发病机制的认识逐渐加深，对遗传病的治疗亦取得了突破性的进展。目前遗传病的治疗方法主要有手术治疗、药物治疗、饮食治疗和基因治疗。

一、手术治疗

当遗传病已经发展到出现明显的临床症状，尤其是器官、组织已经受到损伤时，采用外科手术切除、修补或替换病损器官，可以有效地减轻临床症状（表 9-3）。

表 9-3 遗传病常用治疗方法

治疗方法	适 应 证
手术去除或修复	唇裂及腭裂（手术修复）；遗传性球形红细胞增多症（去脾）；家族性多发性结肠息肉症（结肠切除）；睾丸女性化综合征（睾丸切除）
组织或器官移植	重型复合免疫缺陷病、β珠蛋白生成障碍性贫血（骨髓移植）；肝豆状核变性、α_1 抗胰蛋白酶缺乏症（肝移植）
补其所缺	胰岛素依赖性糖尿病（胰岛素）；垂体性侏儒（生长激素）；甲型血友病（第Ⅷ因子）；溶酶体贮积症（各种酶制剂）；先天性肾上腺皮质增生症（皮质醇）
禁其所忌	苯丙酮尿症（苯丙氨酸）；半乳糖血症（半乳糖）；乳糖酶缺乏症（乳糖）；枫糖尿症（亮氨酸、异亮氨酸和缬氨酸）；G-6-PD 缺乏症（蚕豆病）
去其所余	肝豆状核变性（青霉胺去铜）；家族性高胆固醇血症（考来烯胺去血清胆固醇）；痛风（排尿酸药物去尿酸）；血色病（放血去铁）
基因治疗	腺苷脱氨酶缺乏症（ADA 基因转移入淋巴细胞）；乙型血友病（Ⅸ因子转移入皮肤成纤维细胞）；家族性高胆固醇血症（LDL 受体基因转入肝细胞中）

临床应用

遗传病的手术疗法举例

遗传病的手术疗法主要包括手术矫正和组织器官移植。

手术矫正是指利用手术切除、修补或矫正病变器官的治疗方法。例如，切除脾治疗某些遗传性溶血；切除易恶变的息肉组织治疗家族性结肠息肉症；多指（趾）症的切除；睾丸女性化患者的睾丸切除；唇裂和/或腭裂的修补；畸形、软骨营养不良、先天性心脏病的手术矫正等。目前这一技术已应用到先天性代谢病的治疗中，如对高脂蛋白血症Ⅱa型患者进行回肠空肠旁路手术后可减少肠道对胆固醇的吸收，使患者胆固醇水平减低；糖原贮积病Ⅰ型和Ⅲ型患者可应用门静脉和下腔静脉吻合术形成门静脉短路，使肠道吸收的葡萄糖绕过肝细胞，从而使患者肝糖原合成减少。

组织器官移植是指利用手术将正常组织或器官替换病损组织或器官的治疗方法。例如，对胰岛素依赖性糖尿病患者进行胰岛细胞移植；对重型地中海贫血及某些免疫缺陷症患者施行骨髓移植术；对遗传性角膜萎缩症患者施行角膜移植术；对肝豆状核变性患者进行肝移植等。目前最成功的是肾移植，对家族性多囊肾、遗传性肾炎、糖尿病、先天性肾病综合征和淀粉样变性等十多种遗传病进行肾移植，使这些病得到有效缓解。移植治疗对遗传病有一定的疗效，但仍存在术后感染、免疫排斥反应等问题，需要进一步研究解决。

二、药物及饮食治疗

遗传病发展到各种症状已经出现时，对机体器官已造成一定损害，此时内科治疗主要是对症治疗，改善遗传病的临床症状。治疗原则可以概括为补其所缺、禁其所忌和去其所余（表 9-3）。

临床应用

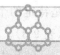

分子病和遗传性代谢病的药物及饮食治疗举例

关于分子病和遗传性代谢病的治疗可从三方面入手。

① 补其所缺　分子病及代谢病多数是由于蛋白质或酶的缺乏引起，故补充缺乏的蛋白质、酶或它们的终产物，常可收效，但这种补充一般是终生性的。例如甲型血友病患者给予抗血友病球蛋白；垂体性侏儒症者给予生长激素；家族性甲状腺肿者给予甲状腺制剂；免疫缺陷病病人输注免疫球蛋白等。

② 禁其所忌　由于酶缺乏不能对底物进行正常代谢的患者，可限制底物的摄入量以达到治疗的目的。例如，半乳糖血症患儿在出生后3个月内查出并禁食乳制品，不仅脑功能可发育正常且可避免肝损害；给苯丙酮尿症患儿低苯丙氨酸饮食，可获得不同程度的疗效（治疗时间越早疗效越好），且饮食控制一般应到8岁左右，但也有一些研究指出，终生低苯丙氨酸将有助于成年后行为和学习能力的改善。禁其所忌的另一策略是减少患者对所忌物质的吸收。例如，给苯丙酮尿症患者口服苯丙氨酸氨基水解酶胶囊，使在肠内释出的酶将苯丙氨酸转化成苯丙烯酸而减少吸收；家族性高脂血症Ⅱ型患者服用糖麸，可减少肠内胆固醇的吸收。

③ 去其所余　由于酶促反应障碍，体内贮积过多“毒物”，此时可使用各种理化方法将过多的“毒物”排除或抑制其生成。例如，肝豆状核变性患者细胞内由于过量铜离子堆积造成肝硬化、脑基底节变性及肾功能损害等临床症状，给患者尽早服用驱铜剂青霉胺，可清除体内贮积的铜离子，减轻症状，同时避免食用含铜量高的食物，患者可以和正常人一样生活和工作；β地中海贫血因长期输血治疗，可导致体内铁离子沉积而造成器官损害，给患者服用去铁胺B后，它可有效地与铁螯合经尿排出。给家族性高胆固醇血症患者口服考来烯胺（消胆胺）后，可促进胆固醇更多地转化为胆酸从胆道排出，使血中胆固醇水平降低，同时再口服一些合成树脂，在小肠与胆酸结合，促进胆酸从大便中排出，从而达到治疗目的。

三、基因治疗

基因治疗是指运用DNA重组技术修复患者细胞中有缺陷的基因，使细胞恢复正常功能，从而达到彻底根治遗传病的目的。

1. 基因治疗的类型

基因治疗按受体细胞分为生殖细胞基因治疗和体细胞基因治疗两类。

(1) 体细胞基因治疗　指把外源基因导入患者的体细胞，以治疗或预防疾病，只是特定的个体受益，但不能遗传给后代。目前开展的基因治疗主要是这一类型（表9-3）。

(2) 生殖细胞基因治疗　指在生殖细胞中引入正常基因或修复缺陷基因以校正遗传缺陷，外源基因能遗传给后代。但因技术和伦理等问题很难在人类中开展。

2. 基因治疗的条件

目前用于转基因治疗的遗传病应具备以下条件：

① 缺陷基因已被分离。

② 已获得基因的cDNA克隆。

③ 遗传病危害严重而且没有其他治疗方法可供选择。

④ 疾病的生化基础比较明确，可确保基因的导入能纠正原有的缺陷且不产生其他

表型异常。

⑤ 有适当的靶细胞作为基因导入的对象。

⑥ 有体外培养和动物实验等方面的足够支持资料。

3. 基因治疗的方法

目前，基因治疗的方法概括起来大致有以下几种。

（1）原位修复（基因修复）　即对缺陷基因在原来位置上进行修复，使该基因恢复正常。

（2）基因替代疗法（基因手术）　对缺陷的基因进行切除，将正常基因转移到被切去的部位上，以代替缺陷基因发挥作用。

（3）基因封闭　用反义 RNA 封闭 mRNA，抑制基因表达，称为“基因封条”。

（4）基因抑制　用导入外源基因抑制原有的基因，从而阻断有害基因的表达。

（5）重新开放已关闭的基因　用药物促使有类似功能的基因（已关闭）表达，以恢复异常基因的表达。

（6）引入特定基因以提高免疫力　如向肿瘤浸润淋巴细胞（TLL）内导入 TNF、IL-2、IL-4、IFN-γ 等基因，提高细胞免疫力和杀伤肿瘤细胞的能力。

目前基因治疗在临床实践中还存在一些问题，如导入基因的表达程度不高、不能确保导入基因的安全性、基因治疗与社会伦理道德还需规范化等。

临床应用

腺苷脱氨酶缺乏症的基因治疗

腺苷脱氨酶缺乏症（ADA）是 AR 致死性疾病，患者由于 ADA 缺乏导致脱氨腺苷酸增多，改变了甲基化能力，致使淋巴细胞受损，从而导致免疫缺陷。

第一例 ADA 基因治疗研究的病例是一例 4 岁女孩。以反转录病毒载体与 ADA 克隆基因进行重组，形成重组反转录病毒，感染 ADA 患儿外周血淋巴细胞再进行回输，ADA 缺乏得到逆转，T 淋巴细胞及 B 淋巴细胞发育正常，免疫系统重建。由于靶细胞应用的是外周血淋巴细胞，其寿命有限，因此对这例患儿又进行了第二次、第三次的基因治疗操作，经过 3 年的追踪，患儿免疫功能基本健全。后来日本又有一名 ADA 小男孩历时 2 年基因治疗亦获得成功。

前沿聚焦

设计婴儿

如今，“将遗传病从家族中剔除”已不是梦想。利用“胚胎植入前的基因诊断”（PGD）、植入前遗传单套型定型分析（PGH）以及基因植入等技术，可以生育出不带缺陷基因的“设计婴儿”。

PGD技术于1989年由英国的哈默史密斯医院温斯顿爵士领导的研究小组研究成功。全球第一例通过这一技术培育成功的试管婴儿2000年在美国诞生。此后，全世界陆续有1000名婴儿通过PGD技术降生到这个世界。该技术主要适用于夫妇双方或一方患有遗传疾病或携带致病基因，不想拥有一个有先天缺陷的孩子。医生首先对妇女进行人工授精，得到多个受精卵，并在实验室里产生许多胚胎，在所有胚胎中各提取一个细胞做基因检测，筛选后再将那些没有遗传缺陷的胚胎植入母亲子宫里，以达到优生优育的目的。

PGH技术是基于PGD技术发展而来的最新基因筛选技术，可以检测出6000种疾病基因，而检查误差率可以低于1%。该技术是利用DNA指纹分析来检测胚胎中是否有基因缺陷，再通过筛选，将健康的胚胎植入母体内孕育。成功病例：凯瑟琳·格林斯曲特和丈夫杰姆是英国西伦敦奇斯威克市人，夫妇俩都携有一种囊肿性纤维化遗传基因，他们已生育一对5岁的双胞胎威廉和莉兹，其中莉兹被诊断出患有囊肿性纤维化疾病，该疾病可以引起呼吸困难，缩短寿命，莉兹每天要服用16粒药片，接受两次30min的物理疗法。尽管威廉还未患上这种疾病，但他可能也像父母一样携有这种缺陷基因。凯瑟琳和丈夫杰姆希望生育更多的孩子，为了不让其他孩子也遗传他们的缺陷基因，凯瑟琳决定在伦敦盖尔医院接受试管受精，医生通过PGH筛选，将几枚不携带囊肿性纤维化基因的健康胚胎植入了凯瑟琳的子宫内，凯瑟琳很快就怀上了一对双胞胎婴儿，10个月后，这对孪生“设计婴儿”顺利降临到了人世。

基因植入技术尚未真正应用于设计婴儿，且除美国之外，各国都禁止使用。该技术主要是在实验室条件下，将一对夫妇分别提供的精子、卵子形成的受精卵分裂出干细胞进行培育，然后，借滤过性病毒为载体将携带的新基因植入培育的干细胞内，分组培养，最后，将成功融合了新基因的干细胞的细胞核与母亲提供的卵子的细胞质融合，再植入母体内。

“设计婴儿”虽不是克隆婴儿，但因涉及人为选择或改变基因，目前仍然面临巨大的道德挑战。

第三节 遗传咨询

一、遗传咨询的概念和目的

遗传咨询就是咨询者（遗传病患者或患者的亲属）向咨询医生或遗传学工作者询问某种遗传病的病因、治疗、预后、诊断、遗传方式以及患者的同胞、子女或其他有关亲属患病风险等问题，咨询医生或遗传学工作者给予科学的解答，并帮助咨询者作出恰当的选择和决定。遗传咨询的最终目的是防止遗传病患儿出生，降低遗传病发病率，提高人口先天身体素质。

二、遗传咨询的对象

随着医学的发展和遗传知识的普及，人们在婚姻和生育过程中，一旦遇到关于遗传性疾病的困扰，就会进行遗传咨询。总的来说，遗传咨询的对象大致有以下几种：①有遗传病家族史的家庭成员；②有不良孕产史的夫妇；③性器官发育异常者；④夫妇双方之一为染色体平衡异位携带者；⑤35 岁以上的高龄孕妇；⑥近亲结婚的夫妇；⑦孕期服用致畸药物的孕妇；⑧孕早期病毒感染的孕妇及经常接触猫、狗的孕妇；⑨有致畸物质或放射物质接触史的夫妇；⑩血型不合的夫妇；⑪遗传筛查为高风险的夫妇。

三、遗传咨询的步骤

（1）确定诊断　根据临床检查、实验室检测结果和运用专业知识对疾病作出正确诊断，确认是否为遗传病。

（2）分析遗传方式，推算再发风险　有了明确的诊断以后，就要搜集先证者家族中的发病情况，绘制系谱，根据系谱特征判断遗传病的传递方式，并进一步预测遗传病在家系中的再发风险。当再发风险大于或等于 10%时，称为高风险，应建议其不生育；介于 5%～10%之间为中等程度风险，低于 5%为低风险，这些情况再次生育时，最好有产前诊断的配合。

临床应用

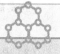

Bayes 法计算发病风险

Bayes 定律是 1963 年由 Bayes T. 提出的一种相对概率理论，目前仍普遍应用于单基因遗传病的遗传咨询工作中。利用该定律计算发病风险，可分为四步：①利用遗传规律计算出前概率；②利用外显率或家系中具体发病情况等条件，计算出条件概率；③由前两个概率的乘积得到联合概率；④由分概率在总概率中所占比例得到最后的后概率。

举例：一位 40 岁的女性，其母亲患 Huntington 舞蹈病，她本人目前尚未发病，与正常男性婚后生有一个女儿，现已 20 岁，前来咨询女儿将来的发病风险。

首先绘制出简易的系谱图（图 9-3），再通过分离率计算出Ⅱ$_1$ 为杂合子 Aa 的前概率。

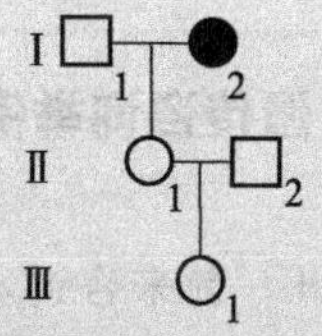

图 9-3　简易的系谱图

研究表明，Huntington 舞蹈病的杂合子 40 岁时外显率为 70%，20 岁时外显率为 10%，此条件可计算出条件概率。

对$Ⅱ_1$	Aa	aa
前概率	50%	50%
条件概率	30%(40 岁 Aa 不发病的概率)	100%(40 岁 aa 不发病的概率)
联合概率	50%×30%=15%	50%×100%=50%
后概率	15%/(15%+50%)=3/13	50%/(15%+50%)=10/13

因此$Ⅱ_1$40 岁为发病但仍可能为杂合子 Aa 的概率为 3/13，利用分离率可计算出$Ⅲ_1$ 为 Aa 的前概率。

对$Ⅲ_1$	Aa	aa
前概率	1/2×3/13=3/26	1−3/20=23/26
条件概率	90%(20 岁 Aa 不发病的概率)	100%(20 岁 aa 不发病的概率)
联合概率	3/26×90%=270/2600	23/26×100%=2300/2600
后概率	270/(270+2300)≈10.5%	2300/(270+2300)≈89.5%

所以其女儿将来的发病风险为 10.5%，这个结果远小于只用遗传规律计算出的发病风险 25%。

（3）告知和建议　咨询医生或遗传学工作者应该将有关治疗和预防再次生出遗传病患儿的对策全面地（包括有利的和不利的方面）告知咨询者，供他们选择。这些对策主要包括：①可以生育或通过产前诊断指导生育；②避孕绝育；③人工授精或胚胎移植；④劝阻结婚。

（4）随访　不少咨询者由于对遗传咨询所提供的资料没有充分理解，或因为回家后与亲属们商议时，产生了意见分歧，都会使他们对未来的生育计划无法作出明确的决定，甚至有时还会迫于长辈意见的压力，作出不恰当的决定。这时，咨询医生或遗传学工作者必须利用随访的机会，向他们耐心解说，纠正他们的错误决定，有效预防遗传病的发生。

临床应用

遗传咨询举例

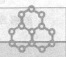

某夫妇因生育了一智力低下儿，前来咨询发病原因及再次生育的发病风险。

先了解病史、生产史、家族史并检测智力低下的程度，尽可能排除包括产伤、新生儿缺氧窒息、病毒、致畸药物、宫内生长迟缓等环境因素，若患儿表现为轻度至中度智力低下，且双亲智商偏低，则可考虑多基因遗传，然后再建议进行遗传学诊断确定病因。

(1) 染色体核型检查 ①若患儿的核型为47，XX(XY)，+21，双亲核型正常，则病因是双亲之一在配子发生过程中21号染色体不分离导致参与受精的配子多了一条21号染色体。因此再发风险就是群体发病率1/800～1/1200。但如果母亲年龄较大，则再发风险会大大提高，再次妊娠时，需要做产前胎儿核型分析。②若双亲之一核型为45，XX(XY)，−14，−21，+t(14q; 21q)，则再次妊娠会出现反复流产或死胎，活产儿中也有1/3的发病风险，应谨慎做出生育的决定，如果再次妊娠，需做绒毛、羊水细胞的产前诊断。③若双亲之一核型为45，XX(XY)，−21，−21，+t(21q; 21q)，则再次妊娠50%胚胎流产，50%为患儿，建议避孕绝育。④若发现脆性X染色体等其他染色体异常，再次妊娠需做产前诊断。

(2) 生化检查 可能性较大的是各种AR病，如苯丙酮尿症、半乳糖血症等，也有可能是XR病，如G-6-PD缺乏症，确定了单基因病的种类，即可通过系谱分析，计算再发风险，提供咨询者选择。

习 题

一、名词解释

1. 基因诊断
2. 基因治疗
3. 遗传咨询

二、填空题

1. 细胞遗传学检查包括__________和__________________两种方法。

2. 检测杂合子携带者的主要方法包括__________、__________、__________及__________的检测。

3. 从生物化学角度而言，单基因病往往表现在________和________的质或量的改变或缺如。

4. 在现症患者诊断中，除一般病史外，尤其应注意患者的__________________、__________和__________。

5. 遗传病的治疗方法大致可分为____________、____________、____________三类。

6. 药物及饮食治疗的原则是____________、____________、____________。

7. 基因治疗按其受体细胞不同，可分____________、____________两类。

三、单选题

1. 性染色质检查可对下列哪种疾病进行辅助诊断。( )

A. Turner综合征　B. 21-三体综合征　C. 18-三体综合征
D. 苯丙酮尿症 (PKU)　E. 地中海贫血

2. 有反复流产史的孕妇应进行哪项检查。( )

A. 核型分析　　B. 性染色质检查　　C. 酶活性检测
D. 寡核苷酸探针直接分析法　　E. RFLP 分析
3. 怀疑胎儿患 PKU，应采取下列哪项措施进行产前检查。(　　)
A. 脐血磷酸肌酸激酶活性检测　　B. 脐血苯丙氨酸检测
C. 脐血 Hb Barts 测定　　D. 脐血凝血因子Ⅷ测定
E. 尿硫酸皮肤素测定
4. 皮肤纹理分析对下列哪类遗传病最有参考价值。(　　)
A. 单基因遗传病　　B. 多基因遗传病　　C. 染色体遗传病
D. 线粒体遗传病　　E. 体细胞遗传病
5. 遗传病的治疗方法不包括(　　)。
A. 饮食控制治疗　　B. 药物治疗　　C. 手术治疗
D. 新生儿筛查　　E. 基因治疗
6. 在遗传病的预防工作中最有意义的是(　　)。
A. 现症病人诊断　　B. 症状前诊断　　C. 产前诊断
D. 基因诊断　　E. 遗传咨询

四、简答题

1. 常用的遗传病的诊断方法有哪些?
2. 简述系谱分析的步骤和注意点。
3. 哪些对象应进行染色体检查?
4. 什么是遗传咨询? 遗传咨询的对象有哪些? 遗传咨询的步骤如何?

【参考答案】

一、名词解释

1. 基因诊断是利用 DNA 分析技术直接从分子水平 (DNA 或 RNA) 检测遗传的基因缺陷，进而对疾病进行诊断的方法。

2. 基因治疗是指运用 DNA 重组技术修复患者细胞中有缺陷的基因，使细胞恢复正常功能，从而达到彻底根治遗传病的目的。

3. 也称遗传商谈，是咨询医生与咨询者就某种遗传病的发病原因、传递方式、诊断、预防、治疗、再发风险等问题进行一系列讨论和商谈，权衡利弊，寻求最佳对策并合理解决的全过程。

二、填空题

1. 染色体检查　性染色质检查
2. 临床水平　细胞水平　生化水平　基因水平
3. 酶　蛋白质
4. 家族史　婚姻史　生育史
5. 手术治疗　药物及饮食治疗　基因治疗
6. 补其所缺　禁其所忌　去其所余
7. 生殖细胞的基因治疗　体细胞的基因治疗

三、单选题

1. A 2. A 3. B 4. C 5. D 6. E

四、简答题

1. 答：临床诊断、系谱分析、细胞遗传学检查、皮纹分析、生化检查、基因诊断、产前诊断等。

2. 答：系谱分析的步骤：①绘制系谱，分析是否属于遗传病，并进一步确定遗传病类型及其遗传方式；②按遗传规律估计可疑携带者及子女发病的风险；③对家系中有风险的成员提出合理建议和意见。

系谱分析要注意的问题：①系谱的完整性和可靠性。一个完整的系谱应有三代以上家庭成员的患病情况、婚姻情况及生育情况（包括有无流产史、死产史及早产史），若家族成员太少，系谱分析也难以进行；另外，还应注意患者或代诉人是否有顾虑而提供虚假资料，如重婚、非婚子女等，造成系谱不真实；必要时应对患者亲属进行实验室检查和其他辅助检查使诊断更加可靠。②外显不全现象。分析显性遗传病时，应注意对已知有延迟显性的年轻患者，由于外显不全而呈现隔代遗传假象，不可误认为是隐性遗传。③遗传异质性。某些遗传病具有遗传异质性，它们的临床症状很相似，却是由不同致病基因引起，应注意避免当作同一种遗传病进行分析。④新的基因突变。当患者在家系中为一散发病例时，不可主观断定为常染色体隐性遗传病，要考虑是否是新的基因突变引起的。

3. 答：①有明显的智力发育不全、生长迟缓或伴有其他先天畸形者；②接触过各种致畸物质者；③家族中已有染色体异常或先天畸形的孕妇（胎儿产前诊断）；④有习惯性流产史的妇女及其丈夫；⑤原发性闭经和女性不育症患者；⑥无精子症和男性不育症患者；⑦两性内外生殖器畸形者；⑧疑为先天愚型的患儿及其父母；⑨原因不明的智力低下伴有大耳、大睾丸或多动症患者；⑩35 岁以上的高龄孕妇（胎儿产前诊断）。

4. 答：遗传咨询就是咨询者（遗传病患者或患者的亲属）向咨询医生询问某种遗传病的病因、治疗、预后、诊断、遗传方式以及患者的同胞、子女或其他有关亲属患病风险等问题，咨询医生给予科学的解答，并帮助咨询者作出恰当的选择和决定的过程。咨询对象：①确诊为遗传病或先天畸形病人及其家属；②连续发生原因不明疾病的家庭成员；③曾生育过畸形、智力低下患儿的夫妇；④性器官发育异常者；⑤染色体平衡易位携带者的子女；⑥原发性不育或不明原因反复自然流产的妇女及其丈夫；⑦35 岁以上的高龄孕妇；⑧近亲结婚的夫妇；⑨孕期服用致畸药物的孕妇；⑩孕早期病毒感染的孕妇及经常接触猫、狗的孕妇；⑪有致畸物质或放射物质接触史的夫妇；⑫血型不合的夫妇。

遗传咨询的步骤：确定诊断，分析遗传方式，推算再发风险，告知和建议，随访。

第十章

优　生

学习目标

1. 掌握：优生学的概念；婚前、孕前、孕期优生咨询的内容。
2. 熟悉：环境、营养等因素对优生的影响。
3. 了解：优生学的发展简史。

第一节　优生概述

一、优生学的概念和目标

优生学是应用遗传学的原理和方法，改善人类的遗传素质，防止出生缺陷，提高人口质量的科学。随着科学的发展，现代优生学的概念除了改善遗传素质外，还包括通过改善后天环境，使优秀的遗传素质得到充分的表现。

优生学的目标是在人类遗传学的基础上，阐明人类某些特征的基因控制及其遗传方式，然后从医学、遗传学和社会学的角度，对其在未来社会中的优劣或对人类进化的利弊做出判断，进而制定增减某种基因表现频率的方案。目前主要是通过遗传咨询、产前诊断和选择性流产达到上述目标。

二、优生学发展简史

优生学的发展可分为三个阶段。

1. 前科学阶段

从远古到19世纪60年代。在这一历史时期，优生学作为学科尚未提出，然而整个人类社会，包括不同民族、不同地区、不同文化，都有着重要的优生实践，并不断涌现出优生思想。

历史回顾

古代人的优生意识

在我国原始社会，生产力极为低下时，就已出现不自觉的优生措施：遗弃和处死严重残疾的婴儿。在春秋战国时代，典籍中有“男女同姓，其生不蕃”，当时已经认识到近亲结婚对后代的不良影响。汉朝文献中还有“有女不嫁消渴病”的记载，后汉书五十六卷《冯勤传》中还提到选择性婚姻可以优生的例子。“冯勤……曾祖父扬……有八子……兄弟形皆伟状，唯勤祖父偃长不满七尺，常自耻短陋，恐子孙之似也，乃为子伉娶长妻，伉生勤，长八尺三寸”（注：汉一尺＝24cm）。可知人们在两千年前便已观察到身材高矮与遗传有关系，并且还进而试图控制这种遗传特征。

在国外，公元前427～前347年，古希腊哲学家柏拉图（Plato）在他的《理想国》一书中，曾指出择偶和生育年龄对后代的影响，认为父50岁、母40岁以上生的子女都不能留。古代斯巴达人甚至实行过严格的选择后代的措施，规定低能的男女结婚要受刑法，畸形儿童可弃入山谷。到了3世纪，古罗马皇帝Theodosius一世就曾颁布法规禁止表亲结婚，违者治罪，科以重刑。古代犹太人的法典中也规定多种有亲属关系的男女不能结婚。这些古代的优生思想和实践说明优生是随着人类出现而产生、随着人类文明的进步而发展的。

2. 半科学阶段

从19世纪80年代到20世纪40年代。1883年英国科学家F. 高尔顿（F. Golton）提出了优生的概念，并首次使用他所合成的一个新词“优生学”。F. 高尔顿给优生学所下的定义为：对于在社会控制下的能从体力和智力方面改善或损害后代的种族素质的各种动因的研究。1912年在伦敦举行了第一届国际优生会议，优生学很快进入了发展期。但由于种族主义的影响，优生学仍处于半科学阶段。

历史回顾

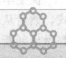

种族主义对优生学发展的影响

由于高尔顿本人及早期西方优生学者的偏见和缺乏遗传学的知识，过分地强调了人类智能的遗传，他们宣传种族有优劣之分，认为犯罪、酗酒、暴力行为和漂泊习性等属于孟德尔遗传范围的错误观点，这样使优生学走上歧途，优生学的研究不自觉地陷入了种族和阶级的旋涡。在第二次世界大战期间，纳粹分子打着优生的旗号，鼓吹亚利安人种优越，其他民族均属劣等民族，推行种族歧视和种族灭绝的政策，导致触目惊心的虐杀犹太人和斯拉夫人的历史惨案，对被指控为不良后代的25万人实施强制绝育，认为政府不赞成的人应根据“优生”原则停止生育或隔离，对本民族中的老弱病残也采用“安乐死”的办法来进行“淘汰”。这样优生学几乎成了种族主义的代名词而声誉扫地，优生学的发展也由于纳粹分子的假冒和干扰而一度裹足不前。

3．科学阶段

从20世纪50年代一直持续到现在。第二次世界大战后，一些国家制定了优生法规，批判了种族主义的伪科学，加上分子生物学、细胞遗传学、发育遗传学、畸形学、围生医学及产前诊断技术的发展，优生学步入正常轨道并得以迅速发展，取得丰硕的成果。

热点聚焦

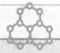

“积极的优生” 与伦理学的冲突

“积极的优生”是指运用现代科学技术使健康的、优秀的基因得到更多的繁殖机会，防止不良基因传播扩散，逐步改善人口基因库的品质。这种设想从生物学角度看是合理的，但毕竟人构成的社会与其他动物有本质的不同，人种的改善不同于其他动物优良品种的培育，无视人的社会性实行择优授精，是违背伦理学的。

西方国家对不良基因携带者的婚配采取教育劝阻而非强制的办法，劝阻无效，不能强制禁止其婚配及生育。我国婚姻法则明文规定：属于直系血亲和三代以内旁系血亲的，以及患麻风病或其他在医学上认为不应当结婚的患病者均“禁止结婚”。一般认为有家族史的精神分裂症、弱智、克汀病等患者禁止结婚，处于传染病活动期（传染期）者则暂缓结婚。其他遗传病患者若双方坚持结婚，则应采取限制生育，包括加强产前检查、发现胎儿不健康及时中止妊娠或建议绝育等办法。这种做法在伦理学上最大的争议是限制一些人的婚配，特别是当男女青年已经发生爱情之后限制其婚配，是否有侵权之嫌。

目前，普及遗传病的知识，引导男女青年重视遗传病的预防，是解决优生学伦理问题的主要手段。此外，在进行体外授精时，挑选携带优良基因的生殖细胞或者运用基因工程技术改良遗传基因，都是伦理学可以接受的。

第二节 影响优生的因素

一、环境因素对优生的影响

在畸形的发生中，环境因素与遗传因素的相互作用是非常明显的，消除不良环境影响是前优生工作的重点。

知识拓展

致畸敏感期

不同发育阶段的胚胎对致畸因子作用的敏感程度不同。受到致畸因子作用后，最易发生畸形的发育时期称致畸敏感期。人类的致畸敏感期是在胚胎发育的第3～8周，即胚期。此期胚胎细胞增殖分化活跃，最易受致畸因子的干扰而发生各种先天畸形。在胚期前2周受到致畸因子作用后，胚通常死亡。而在胎期，胎儿受致畸因子作用后，也会发生畸形，但多属微观结构异常和功能缺陷，一般不会出现宏观形态的畸形。致畸敏感期的孕期保健最为重要。

影响优生的主要环境因素有以下几点。

1. 物理因素

影响优生的物理因素主要有紫外线和电离辐射，它们都能引起DNA的损伤。长期小剂量电离辐射引起基因突变，大剂量可引起染色体畸变。噪声、振动、射频辐射、高温、低温等都会对孕妇和胎儿产生不良影响。因此，对由于职业关系经常接触以上因素的女职工，应加强防护措施，孕期最好暂时调离存在有害因素的工作岗位。

2. 化学因素

工业"三废"、农药、食品添加剂和防腐剂中，含有一些有致畸作用的化学物质。如某些多环芳香碳氢化合物，某些亚硝基化合物，某些烷基和苯类化合物，某些农药如敌枯双，某些重金属如铅、砷、镉、汞等。另外，食品添加剂、调味剂的滥用，化妆品、除垢剂中的有害物质等都可以导致慢性中毒，引起致癌、致畸的效应。

临床应用

水俣病

水俣病即甲基汞中毒。在1955～1974年，日本共发生45例先天性水俣病，这是世界上第一次明确认定的因水体污染、经食物链引起的先天性畸形。排入海中的汞可以在环境中或鱼体内蓄积，再以鱼为媒介进入人体，引起中毒。神经系统是甲基汞的主要蓄积部位，故该病主要表现为神经症状。严重者出现痉挛、麻痹、意识障碍，迅速死亡；轻者可有感觉和语言障碍、运动失调。甲基汞也能通过胎盘屏障，影响胚胎发育，以致造成流产；出生的则患先天性水俣病。由于神经系统发育不良，患儿精神迟钝，肌肉萎缩，语言、吞咽和步行困难，可出现癫痫发作。

3. 生物因素

生物因素对优生的影响主要表现在孕妇在妊娠期间受到病毒及致病微生物感染而引起胎儿感染。妊娠早期的急性病毒感染可引起死胎、流产或先天畸形。目前已经确定对人类胚胎有致畸作用的生物因子有风疹病毒、巨细胞病毒、单纯疱疹病毒、弓形体、梅毒螺旋体等。

4. 气候因素

科普知识

出生气候与精神分裂症

内蒙古的医疗气象工作人员研究发现，在呼和浩特地区，精神分裂症患者的出生月在一年内有两个高峰，第一个高峰大约在冬末春初的2～4月份，第二个高峰在10月份，大约在秋季，也就是说，在这两个时段出生的孩子长大后，比其他月份出生的孩子患精神分裂症的可能性要大得多。究其原因，发现这两段时间平均气温日较差较大，出生月气温日较差的高低与以后患精神分裂症的多少呈明显的正相关关系，也就是说，出生月气温日较差越大，今后患精神分裂症的可能性越大。可以想象，婴儿刚出生，从恒温舒适的母体子宫骤然来到气候多变的自然环境中，特别是对气温的剧烈变化难以适应，在这种情况下，很容易诱发病毒感染和新生儿并发症，从而激发了具有精神分裂症遗传素质的人的发病敏感性，使这些人容易患精神分裂症。

2007年，科研人员调查了大约一万多例新生婴儿，发现大约有2.2%存在某种先天畸形。研究人员按照畸形儿的母亲受孕时的气候学和气象学条件，分别统计了气象因素和先天畸形的关系。结果表明，气温越高的季节（一般指当地的“盛夏”时节）和越低的季节（一般指当地的“严冬”时节），妇女受孕后发生胎儿畸形的可能性越大。同时还发现，气温过高或过低，受孕后胎儿发生其他疾病的概率明显偏大。

优生指南

我国气候对优生的影响

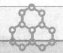

我国是一个季风气候明显的国家，冬季以西北风或东北风为主，天气寒冷而干燥，降雨量少，室外风沙大，灰尘多，室内门窗紧闭，新鲜空气少。如果选择冬末受孕，孕妇易感染病毒而致胚胎畸变，且胎儿在第 3～4 个月时正值盛夏，此时胎儿生长发育加快，需从母体内摄取更多的营养物质，而孕妇受高温影响进食减少，加上出汗多使体内排泄量加大，内、外环境及营养因素均不利于胎儿发育。春初，受大气环流的影响，冷、暖交替频繁，尤其是冷暖空气的交汇，影响人的情绪，降低人体抵抗力，外加多种病毒的袭击，很容易患流感。妊娠早期是胚胎脑细胞发育的关键时期，任何不利的环境因素都容易导致胚胎畸变，所以，在我国冬末春初不宜受孕。

二、营养因素对优生的影响

胎儿生存的营养供给及环境条件必须靠母体提供。孕期的某些营养素缺乏或过多，可能导致胎儿或新生儿器官、组织形态结构、生理功能及行为发育异常，人们将这些异常称为**出生缺陷**。常见的出生缺陷有中枢神经系统、心血管系统、骨骼系统及腭、眼、耳等器官的畸形。导致出生缺陷的营养因素目前研究较多的是叶酸、维生素 A、维生素 B_{12}、锌等（表 10-1）。

表 10-1 营养素与出生缺陷的关系

出生缺陷	营养素缺乏或过多
神经管畸形	叶酸、维生素 B_{12}、硒、锌、β-胡萝卜素、维生素 E、维生素 B_6
先天性心脏病	硒、铜、锌
唇腭裂	铁、维生素 B_{12}
脑功能异常	锰、铜、锌、维生素 A

母亲饮食和身体成分通过局部血流的改变影响胎儿发育，并且对某些器官的生长有选择性影响，胎儿在母体内必须获得丰富而均衡的营养，才能正常健康地发育（表 10-2）。联合国儿童基金会 2000 年曾提出：生命早期均衡全面的营养，可促进儿童健康、个性、语言和认知能力的提高。

表 10-2 胎儿器官系统发育与所需营养素及食物来源

胎儿周数	器官系统发育	所需营养素	食物来源
2～3 周	胎儿血液循环开始，甲状腺组织、肾脏、眼睛、耳朵	均衡营养	均衡饮食
4 周	四肢开始发育，脑部、脊髓、口腔、消化道开始形成	钙、铁、铜、维生素 A	鱼、蛋、红绿色蔬菜、肝、内脏、鱼肝油
5 周	脑神经出现肌肉中的神经开始，分布骨架形成	脂肪、蛋白质、钙、B 族维生素和维生素 D	脂肪、奶、鱼、蛋

续表

胎儿周数	器官系统发育	所需营养素	食物来源
6周	肌肉发育,口鼻腔发育,气管、支气管出现,肝脏制造红细胞	镁、钙、磷、铜、维生素A和维生素D	蛋、牛奶、乳酪、鱼、黄绿色蔬菜、鱼肝油
7周	胃发育完成,视神经形成,性器官分化出来	维生素B_1和维生素B_2、维生素A	胚芽米、麦芽、米糠、酵母、牛奶、内脏、蛋黄、胡萝卜、豆类制品
8周	指头形成、唇部形成、耳朵形成	蛋白质、钙、铁、维生素A	奶、蛋、肉、鱼、豆、黄绿色蔬菜
10周	膀胱形成,手指甲、脚趾甲形成	维生素A、蛋白质、钙	肝、蛋、牛奶、乳酪、鱼、黄绿色蔬菜、红绿色蔬菜
12周	肺部出现雏形,甲状腺分泌激素	维生素A、碘	肝、蛋、牛奶、乳酪、黄绿色蔬菜、海带等海产品
16周	皮肤菲薄,已有呼吸运动	钙、氟、蛋白质、硫	蛋、牛奶、海产、豆、鱼、红绿色蔬菜、骨制食品
24周	眼睛完成	蛋白质、维生素A	肝、蛋、牛奶、乳酪、黄绿色蔬菜和鱼
28周	神经系统,调节身体功能	钙、钾、钠、氯、维生素D、烟碱酸	蛋、肉、鱼、奶、绿叶蔬菜、糙米
36周	皮脂腺活动旺盛	蛋白质、脂肪、糖	蛋、肉、鱼、奶、马铃薯、米饭、面条、玉米
40周	双顶径大于9cm,足底皮肤纹理	铁	肝、蛋黄、牛奶、内脏、绿叶蔬菜、豆类

优生指南

优生的助手——叶酸

叶酸是一种广泛存在于绿色蔬菜中的水溶性B族维生素，由于它最早从植物叶子中提取而得，故命名为“叶酸”。叶酸是人体必需维生素，参与核酸、氨基酸、蛋白质和磷脂代谢，并与细胞分化、倍增及其功能密切相关。近年优生学专家研究发现，叶酸对胎儿的发育影响极大。从一个受精卵分裂到发育为完整胎儿这是人类增长繁殖最快的阶段，叶酸参与整个过程，起着非常重要的作用。不论何时出现叶酸缺乏，都会影响胎儿生长发育，造成畸形和发育迟缓。孕妇早期补充叶酸，可大大减少神经管畸形胎儿的发生率，叶酸堪称优生的助手。含叶酸丰富的食物有动物的肝脏、菠菜、番茄、苋菜、小白菜、油菜、禽蛋、豆类、坚果类等。此外，要注意减少叶酸在烹调中的损失。

三、孕妇妊娠合并症及妊娠并发症对胎儿的影响

孕妇妊娠合并症常见有心脏病、慢性高血压病、糖尿病、肝炎、慢性肾炎、贫血及骨软化症等。妊娠并发症主要指妊娠高血压综合征、胎盘早期剥离、羊水过多或过少等。孕妇妊娠合并症及并发症对胎儿的影响是极大的。例如，妊娠糖尿病患者产生巨大儿，先天性畸形的发生率较一般孕妇高2～3倍。重症妊娠高血压综合征患者，由于子宫胎盘缺血、缺氧，影响胎儿脑细胞的增殖及分化，从而导致小儿智能低下。

四、孕妇用药对胎儿的影响

20 世纪 60 年代初期，西欧和北美国家的孕妇使用“反应停”（规范名为沙利度胺）这种药来消除妊娠反应，结果引起出生的婴儿没有上肢、下肢，像海豹一样，称“海豹儿”畸形。“反应停事件”后，药物致畸作用引起人们的普遍重视，并对药物进行严格的致畸检测。现已确定的致畸药物及致畸类型举例见表 10-3。

表 10-3 致畸药物及致畸类型

药物类别	药物名称	致畸类型
抗肿瘤药	氨基蝶呤、苯丁酸氮芥、环磷酰胺	无脑、小头及四肢畸形、泌尿道畸形
抗生素	四环素、链霉素、新生霉素	牙釉质发育不全、先天性耳聋、先天性白内障和短指
镇静药	沙利度胺(反应停)、地西泮(安定)、氯丙嗪	无肢、短肢、唇裂
皮肤药	保肤灵、银屑灵	中枢神经系统及颜面畸形、心脏畸形
抗凝血药	双香豆素、华法林	鼻骨发育不全
抗过敏药	氯苯那敏(扑尔敏)、布克利嗪(安其敏)、美克洛嗪(敏克静)	肢体缺损、腭裂、黄疸、新生儿呼吸抑制
抗疟药	奎宁、氯喹、乙胺嘧啶	脑积水、四肢缺陷、视网膜病变、耳聋、血小板减少
性激素	黄体酮、睾酮	外生殖器畸形

前沿聚焦

自闭症与母体环境有关

美国斯坦福大学最新研究显示，基因和母体环境都是造成自闭症的因素，而且后者产生的作用可能更大。母亲的生育年龄过高、怀孕期间受感染和服药、营养不良导致婴儿体重过轻等因素都有可能导致自闭症。

五、孕妇不良嗜好及情绪对胎儿的影响

1. 不良嗜好对胎儿的影响

能引起胎儿异常发育的不良嗜好主要有：吸烟、酗酒、食用含咖啡因饮料及毒品。研究表明妊娠女性吸烟对胎婴儿的危害有：引起宫内发育迟缓、引起自然流产、围生期死亡率增高、增加先天畸形发病率、影响儿童体格和智力发育、有致子代癌症的危险等。妊娠妇女必须戒烟，也要避免成为被动吸烟者。乙醇是常见的致畸物质，能自由通过胎盘。据调查，孕期妇女酗酒，可引起早产儿增加，并易伴随脑出血、脑损伤、脑白质受损及神经系统发育异常。因此，妊娠妇女不要饮酒或含酒精的饮料。咖啡因是中枢神经的兴奋剂，人们常饮用的可口可乐、咖啡、茶中均含有咖啡因。研究表明，咖啡因是导致妊娠初期流产的重要因素，亦可导致唇裂、腭裂。毒品对胎儿构成的危害极大，例如吸食大麻可致胎儿发育不良，低体重儿增加；吸

食二醋吗啡（海洛因）可使胎儿宫内生长迟缓，头围小，还可使出生后的婴幼儿行为紊乱，发育迟缓，死亡率增加。许多新生儿可有毒品撤退综合征发生，表现为震颤、易激惹、呕吐、腹泻甚至抽搐，处理不及时时死亡率高。可见，服用毒品对优生构成极大威胁，要坚决杜绝。

临床病例

胎儿酒精综合征

孕妇酗酒可使胎儿发生酒精综合征。胎儿酒精综合征的特点为发育迟缓，身长、体重下降明显，脑、心脏、脊柱畸形，中枢神经系统功能障碍，脑生长发育落后，80%为小头，兼有各种程度智力低下、学习困难和精神疾病，颅面形态异常，如睑裂狭小，中面部和下颌骨缺陷，斜视，上睑下垂等。其他缺陷如心血管系统、泌尿系统、骨骼系统的发育异常。

2. 不良情绪对胎儿的影响

研究证实母亲情绪上的变化能对胎儿产生一定影响。流产与早产均与生活中意外事件明显相关，严重的精神刺激或过度紧张的情绪，都能使孕妇动脉血管收缩导致胎儿供氧不足，其后果严重，甚至可造成死胎或畸胎，精神特别紧张可以造成宫缩不协调，从而引发难产、胎儿缺氧缺血性脑病，影响婴儿质量。如果孕妇在妊娠期间情绪低落，高度不安，孩子出生后即使没有畸形，也会发生喂养困难、智力低下、个性怪癖、容易激动和活动过度等。因此，妊娠期间孕妇应避免愤怒、惊吓、恐惧、忧伤及焦虑等不良情绪的刺激，生活起居要有规律，保持平和的心情和乐观的情绪。

前沿聚焦

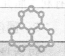

孕妇抽烟易致后代心脏病、焦虑抑郁易致后代哮喘

2011 年 7 月，在《欧洲心脏杂志》上，澳大利亚科学家首次证明孕妇抽烟与婴儿日后罹患心血管疾病之间具有一定的关联。研究发现怀孕期间抽烟的女性所生婴儿的高密度脂蛋白（HDL）浓度比不吸烟孕妇生产的孩子低 10%，并且随着孩子不断成长，HDL 浓度会一直过低，低浓度的 HDL 将使孩子罹患心脏病的几率提高 15%。同年，美国《过敏、哮喘和免疫学年鉴》刊登一项新研究发现，母亲在怀孕期间焦虑抑郁，将影响孩子呼吸道健康，使孩子哮喘的危险增大。调查结果表明：自诉孕期焦虑和抑郁程度较高的妇女中，70%的人报告说“孩子 5 岁前发生过哮喘。”

第三节 优生咨询与优生措施

优生咨询是优生工作的重要组成部分。优生咨询服务不仅适用于有遗传病史或具有某些不利因素者，而且也适用于健康夫妇。

一、婚前优生咨询与措施

婚前优生咨询是要通过了解咨询双方的生理条件，确定咨询对象是否适合结婚。

（1）不应结婚者　包括直系血亲和三代以内的旁系血亲，严重的遗传病者和先天畸形个体，患有无法矫正的生殖器官畸形的人。

（2）不宜结婚者　包括双方近亲中均有人患同一种遗传病者。

（3）应延期结婚者　包括患传染病正处于隔离期内的患者或正处于活动期的慢性病患者，患有梅毒、淋病等性传播疾病尚未治愈者，患有生殖器官畸形但可经手术矫正恢复功能者，这部分人均应先治疗，愈后再结婚。

二、孕前优生咨询与措施

通过孕前优生咨询可安排理想的受孕时刻，以保证孕期母婴的健康。咨询内容主要涉及以下几个方面。

1. 最佳生育年龄

女子 24～29 岁、男子 26～30 岁为最佳生育年龄，此时身体发育成熟，激素分泌旺盛，胎儿发育环境好，有利于胎儿健康地生长发育。

2. 最佳受孕季节

我国大部分地区应避免在初春或深冬气候多变的季节受孕，每年 5～6 月份为最佳受孕季节。这个季节有充足的蔬菜、水果和良好的日照，可使人体获得充足的维生素，有利于胎儿生长发育。

3. 最佳孕前准备

包括身体、心理准备，养成良好的饮食起居习惯，避开不利的受孕时机等。夫妻中如有患急性传染病、结核病及高热性疾病者，女方如患有良性肿瘤或患过心、肝、肾疾病，功能尚不正常者，应积极治疗，完全康复后再受孕；长期服用药物或由于职业原因接触某些有害化学物质者，孕前饮酒与吸烟者，应改善工作环境，戒除不良嗜好。

三、孕期优生咨询与措施

孕期优生咨询应从妊娠头 3 个月开始，贯穿于孕期全程。其主要内容包括对孕妇营养、保健、用药及产前诊断等各方面的具体指导。

（一）建立最佳孕期环境

孕妇应具有良好的心理素质，保持平和、乐观的心境，减少情绪波动，使胎儿的身心都能够健康发展。根据孕期各阶段的需要和身体变化，调整饮食，保证营养素的供应全面合理。注意卫生保健，劳逸结合，保证足够的睡眠和休息，定期体检等。

优生指南

胎教

胎儿具有奇异的潜在能力，为开发胎儿这一能力而施行的胎教，愈来愈引起人们的关注。胎教是临床优生学与环境优生学相结合的具体优生措施，主要包括两个方面：①孕妇自我调控身心的健康与欢愉，为胎儿提供良好的生存环境；②给生长到一定时期的胎儿以合适的刺激，通过这些刺激，促进胎儿的生长。胎儿从第5周开始即有较复杂的生理反射机能，10周时已形成感觉、触觉功能，20周左右，开始对音响有反应，30周时有听觉、味觉、嗅觉和视觉功能，能听到妈妈的心跳和外界的声音。这时妈妈的一举一动都能影响胎儿，是对胎儿进行胎教的重要时刻。

（二）不利环境因素的预防

孕期应注意避免接触不利的环境因素，如若接受过放射线照射，要询问受照射的射线种类、剂量、胚胎发育的时间等，然后做出评价，提出咨询意见。对于在孕期用过药物的孕妇，要根据药物的种类、剂量、用药时间的长短、胎龄以及药物是否通过胎盘等项因素来综合考虑。对有临床症状、疑似病毒感染的孕妇，可经血清学检查证实，若确实感染了风疹病毒和巨细胞病毒，可根据胚胎发育的时期作出相应判断等。

（三）产前诊断

又称宫内诊断或出生前诊断，是指在胎儿出生前用各种方法确定胎儿是否患有某种遗传病或先天畸形的一种手段，也是实现预防性优生的重要途径。

1．产前诊断的对象

有下列情况之一者，应建议进行产前诊断：①夫妇任一方有染色体异常，曾生育过染色体病患儿的孕妇；②夫妇任一方为单基因病患者，曾生育过单基因病患儿的孕妇；③有不明原因的习惯性流产史、畸胎史、死产或新生儿死亡史的孕妇；④夫妇任一方曾接触过致畸因素者；⑤年龄超过35岁的孕妇；⑥超声等产前检查发现胎儿异常的孕妇；⑦脆性X染色体综合征家系中的孕妇；⑧遗传筛查高风险的孕妇。

2．产前诊断的方法

产前诊断方法分有创性产前诊断和非有创性产前诊断。

（1）有创性产前诊断技术　主要包括羊膜腔穿刺术、绒毛取材术、经皮脐血管穿刺术、胎儿镜检查等。

① 羊膜腔穿刺术　通过羊膜穿刺抽取羊水细胞，进行染色体检查。抽取羊水最佳

时间是妊娠16～20周。羊水细胞主要来自胎儿的皮肤、胃肠道、呼吸道、泌尿生殖道等的黏膜脱落细胞。将羊水中的细胞经过常规培养后制备显带染色体以进行核型分析或脆性X染色体分析。

② 绒毛取材术　于妊娠8～12周，通过超声引导，抽取少量绒毛，直接处理或经短期培养后进行染色体分析。由于绒毛组成包含外滋养层的胎儿细胞，故能够尽早发现并诊断Down综合征、18-三体综合征、唐氏综合征。该方法的缺点是，手术合并的流产风险相对较高，达2%～3%。此外绒毛直接制备的检查结果可能有假阳性或假阴性，故只作为初步筛查，应以培养法制备的结果为最终报告。

③ 经皮脐血管穿刺术　脐带穿刺一般于妊娠17～32周时进行。经母腹抽取胎儿静脉血进行染色体分析，可用于错过绒毛和羊水取样时机下进行。

④ 胎儿镜检查　胎儿镜是用光导纤维制成的一种内窥镜，在妊娠第15～20周使用最好。通过胎儿镜可直接观察胎儿外部结构有无异常，并可采取胎儿血液、皮肤等样本做进一步检查。还可直接给胎儿注射药物或输血。

(2) 非有创性产前诊断技术　包括超声波扫描、孕妇外周血分离胎儿细胞和各种生化检查。

① B型超声波检查　是一种简便易行且安全可靠的宫内诊断方法，可在荧光屏上清楚地看到胎儿的影像，不仅能诊断胎儿外部畸形，还可诊断某些内脏畸形。

② 孕妇外周血分离胎儿细胞　在孕妇外周血中的胎儿细胞数量不多，需要用单克隆抗体或滋养细胞表面特异性抗原的抗体作为标记来识别胎儿细胞。随着细胞富集和纯化技术的不断完善，分离方法更加简便、经济，该技术将得到更为广泛的应用。

③ 生化检查　取母体、胎儿以至整个家系成员的组织细胞、体液或提取DNA，对酶、代谢产物、底物或DNA进行检测，以判断胎儿是否有先天性代谢缺陷或基因水平的缺陷。

前沿聚焦

标记染色体的产前诊断

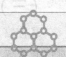

标记染色体（Mar）又称额外小染色体，或超数小染色体，是指一类多于正常染色体（2n）的小染色体。1962年Ellis等首次报道了1例先天性智力低下患者带有不同于任何一条正常染色体的额外小染色体（mar）。标记染色体在新生儿中的发生率约0.014%～0.072%，在胎儿中约占0.4%～1.5%。标记染色体携带者的表型差异很大，一类携带者是有严重的智力低下和多发畸形等；另一类携带者基本正常，甚至无任何临床表型。鉴于标记染色体不明来源性及携带者的两种截然不同的表型，多年来一直都是产前诊断很棘手的问题。但是随着分子细胞遗传学技术在临床的应用，这一棘手的问题得到了解决。临床应用实例：孕妇1，年龄29岁，由于唐氏筛查高风险，在孕22周时进行羊水产前检测，染色体核型为：46，XX[16]/47，XX，＋Mar[23]（即分析40个核型，其中16个核型为46，XX，23个核型中含有标记染色体47，XX，＋Mar）；孕妇2，年龄37岁，由于高龄在20周进行羊水产前检测，羊水染色体核型：46，XX[20]/47，XX，＋Mar[20]（即分析40个核型，其中20个是正常的，20个核型中含有标记染色体）。鉴于其临床效应难以确定，随即利用了微阵列比较基因组杂交技术（array-CGH），对两例羊水标本进行检测，结果显示：孕妇1标记染色体来源于9号染色体（9p21.1-21.3）中间约8Mb碱基长度，文献资料显示，在此区带的微重复的儿童或成人携带者大部分智力正常，表型基本正常，故在遗传咨询时告知孕妇可以继续妊娠，并随访。孕妇2标记染色体来源于15号染色体（15q11.2-26.3）约10.8Mb长度，文献资料显示，大部分此区带微重复携带者有智力障碍，伴有不同的畸形，在进行遗传咨询时，建议孕妇终止妊娠。

（四）新生儿筛查

新生儿筛查是指在新生儿群体中，用快速、敏感的实验室方法对新生儿的遗传代谢病、先天性内分泌异常以及某些危害严重的遗传性疾病进行筛查的总称，其目的是对那些患病的新生儿在临床症状尚未表现之前或表现轻微时，通过筛查，得以早期诊断、早期治疗，防止机体组织器官发生不可逆的损伤，避免患儿发生智力低下、严重的疾病或死亡。进行新生儿筛查时，选择的病种应考虑下列条件：①发病率较高；②有致死、致残、致愚的严重后果；③有较准确且实用的筛查方法；④筛出的疾病有办法防治；⑤符合经济效益。

许多发达国家已将新生儿筛查列入优生的常规检查，筛查的病种达12种。我国这项工作刚起步，北京市开始了5种先天性疾病的免费新生儿出生缺陷筛查工作，分别是：苯丙酮尿症、先天性心脏病、先天性髋关节脱位、先天性甲状腺功能低下、听力缺陷。

苯丙酮尿症是由于体内缺少苯丙氨酸羟化酶，致使人体不能代谢苯丙氨酸，这样，体内就会出现苯丙氨酸堆积，造成人体器官受损，特别是大脑，严重影响孩子的智力，如果能及早发现，及早采用低苯丙氨酸奶粉替代一般婴儿奶粉或母乳，可避免体内苯丙氨酸的堆积，从而阻止大脑的损害。

先天性甲状腺功能低下是由于先天性甲状腺功能发育迟缓，不能产生足够的甲状腺素，致使包括大脑在内的人体器官发育受阻，出现以呆傻为主要表现的发育落后，及早合理补充甲状腺素片，可避免人体受到损害。

先天性听力功能降低，可导致续发的发音障碍，导致先天性聋哑，若早发现（最好在出生后6个月内），可及早使用助听器或进行人工耳蜗植入手术，这些措施对改善发音障碍都非常有利。

前沿聚焦

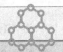

母体一滴血，可以预测胎儿的健康

目前，一种更安全有效的“无创产前基因检测”已逐步在临床开展，该技术仅需抽取孕妇 5mL 外周血，就可检测孕妇是否怀唐氏综合征胎儿。操作步骤包括：①抽取母体外周血 5mL，分离血浆；②提取血浆 DNA；③进行高通量基因测序，比较血浆中基因拷贝数；④数据分析。该技术目前主要用于检测唐氏综合征等染色体病，检出率及准确性均能达到 99%以上，接近羊水穿刺染色体检测的水平。无创性产前基因检测适用于孕妇 12～24 孕周，且越早进行检测对孕妇和胎儿的伤害越小。

（五）围生期保健

围生期是指妊娠满 7 个月到产后 7 天。围生期保健是围绕产期前后，对孕产妇和胎婴儿进行预防保健工作。具体内容包括：对孕产妇、胎儿和新生儿进行统一的系统管理，对胎儿的生长发育和健康状况进行监测；开设专门讲座，讲解孕产期注意事项、营养搭配、生活禁忌、婴幼儿体检等，指导怀孕妇女科学地度过孕产期。

习　题

一、名词解释

1. 优生学
2. 致畸敏感期
3. 产前诊断
4. 围生期保健
5. 新生儿筛查

二、填空题

1. ________、________、________是达到优生目标的三个主要手段。

2. 优生学的发展简史可分为________、________、________三个阶段。

3. 影响优生的主要环境因素有：________、________、________、________。

4. 目前临床上常用的产前诊断方法大致可分为有创和无创两类，有创检查主要有________、________、________、________。

5. 婚前优生咨询将不适合结婚的咨询对象分为________、________、________三种。

三、单选题

1. 产前诊断的指征不包括下列哪种情况（　　）。

A. 夫妇任一方有染色体异常　　B. 曾生育过染色体病患儿的孕妇

C. 夫妇任一方为单基因病患者　　D. 生育过单基因病患儿的孕妇

E. 年龄小于35岁的孕妇

2. 对孕妇和胎儿损伤最小的产前诊断方法是（　　）。

A. 羊膜穿刺术　　B. 胎儿镜检查　　C. B型超声检查

D. 绒毛取样　　E. X线检查

3. 羊膜穿刺的最佳时期是（　　）。

A. 孕7～9周　　B. 孕8～16周　　C. 孕16～20周

D. 孕18～20周　　E. 7～20周

4. 绒毛吸取一般于妊娠的何时进行（　　）。

A. 孕7～9周　　B. 孕8～12周　　C. 孕16～18周

D. 孕18～20周　　E. 8～20周

四、简答题

1. 试述营养因素对优生的影响。

2. 试述不良嗜好和情绪对优生的影响。

3. 试述孕前及孕期优生咨询的主要内容和措施。

【参考答案】

一、名词解释

1. 优生学是应用遗传学的原理和方法，改善人类的遗传素质，防止出生缺陷，提高人口质量的科学。

2. 受精后第3～8周是最易受致畸因子作用发生畸形的时期，称为致畸敏感期。此时期，胚胎细胞增生、分化活跃，胚体形态发生复杂变化，对环境因素的作用十分敏感，某些有害因素（病毒、药物等）易通过母体影响胚胎发育，导致发生某些严重的先天性畸形。

3. 又称宫内诊断或出生前诊断，是指在胎儿出生前用各种方法确定胎儿是否患有某种遗传病或先天畸形的一种手段，也是实现预防性优生的重要途径。

4. 是指围绕产期前后（妊娠满7个月到产后7天），对孕产妇和胎婴儿进行的预防保健工作。

5. 是指在新生儿群体中，用快速、敏感的实验室方法对新生儿的遗传代谢病、先天性内分泌异常以及某些危害严重的遗传性疾病进行筛查的总称，其目的是对那些患病的新生儿在临床症状尚未表现之前或表现轻微时，通过筛查，得以早期诊断、早期治疗，防止机体组织器官发生不可逆的损伤，避免患儿发生智力低下、严重的疾病或死亡。

二、填空题

1. 遗传咨询　产前诊断　选择性流产

2. 前科学　半科学　科学

3. 物理因素　化学因素　生物因素　气候因素

4. 羊膜腔穿刺术　绒毛取材术　经皮脐血管穿刺术　胎儿镜检查

5. 不应结婚者　不宜结婚者　应延期结婚者

三、单选题

1. E　2. C　3. C　4. B

四、简答题

1. 答：胎儿生存的营养供给及环境条件必须靠母体提供。孕期的某些营养素缺乏或过多，可能导致胎儿或新生儿器官、形态结构、生理功能及行为发育异常，即出生缺陷。常见的出生缺陷有中枢神经系统、心血管系统、骨骼系统及腭、眼、耳等器官的畸形。导致出生缺陷的营养因素目前研究较多的是叶酸、维生素A、维生素B_{12}、锌等。

2. 答：能引起胎儿异常发育的不良嗜好主要有吸烟、酗酒、食用含咖啡因饮料及毒品。

吸烟对胎婴儿的危害：引起宫内发育迟缓、引起自然流产、围生期死亡率增高、增加先天畸形发病率、影响儿童体格和智力发育、有致子代癌症的危险等。

酗酒的影响：孕期妇女酗酒，可引起早产儿增加，并易伴随脑出血、脑损伤、脑白质受损及神经系统发育异常。

含咖啡因饮料的影响：咖啡因是导致妊娠初期流产的重要因素，亦可导致唇裂、腭裂。

毒品对胎儿构成的危害：吸食大麻可致胎儿发育不良，低体重儿增加；吸食海洛因可使胎儿宫内生长迟缓，头围小，还可使出生后的婴幼儿行为紊乱，发育迟缓，死亡率增加。许多新生儿可有毒品撤退综合征发生，处理不及时死亡率高。

不良情绪的影响：研究证实母亲情绪上的变化能对胎儿产生一定影响。流产与早产均与生活中意外事件明显相关，严重的精神刺激或过度紧张的情绪，都能使孕妇动脉血管收缩导致胎儿供氧不足，其严重后果甚至可造成死胎或畸胎，精神特别紧张可以造成宫缩不协调，从而引发难产、胎儿缺氧、缺血性脑病，影响婴儿质量。如果孕妇在妊娠期间情绪低落，高度不安，孩子出生后即使没有畸形，也会发生喂养困难、智力低下、个性怪癖、容易激动和活动过度等。

3. 答：通过孕前优生咨询可安排理想的受孕时刻，以保证孕期母婴的健康。咨询内容主要涉及以下几个方面。最佳生育年龄：女子24～29岁、男子26～30岁。最佳受孕季节：我国大部分地区每年5～6月份为最佳受孕季节。最佳孕前准备：包括身体、心理准备，养成良好的饮食起居习惯，避开不利的受孕时机等。

孕期优生咨询应从妊娠头3个月开始，贯穿于孕期全程。其主要内容包括对孕妇营养、保健、用药及产前诊断等各方面的具体指导，并通过围生期保健帮助怀孕妇女科学地度过孕产期。

第十一章 实验指导

实验一 人类正常遗传性状的调查

【实验目的】

1. 掌握人类某些遗传性状的调查分析方法。

2. 了解人类某些遗传性状的遗传规律。

【实验内容】

一、苯硫脲尝味试验

1. 实验用品

(1) 器材 试管、试管架、滴管。

(2) 试剂 苯硫脲（PTC）溶液的配制：取 PTC 粉末 0.33g，加蒸馏水 1000mL 摇匀，在室温下放置 1～2 天即完全溶解成原液。原液的 PTC 浓度约为 1/3000。PTC 尝味使用液配制：将 PTC 原液用蒸馏水稀释 1 倍编为 1 号液，将 1 号液再稀释一倍为 2 号液，以此类推，直至配成 10 号 PTC 溶液，10 号液浓度约为 1/3000000，将配好的 10 种不同浓度 PTC 溶液分别置于消毒好的瓶内。

2. 实验原理

苯硫脲是一种白色结晶状药物，对人无毒副作用，因其有 N—C═S 基团而具有苦涩味。人体对苯硫脲的尝味能力是由一对等位基因（Tt）所控制的性状，T 对 t 为不完全显性。能尝出浓度为 1/750000～1/3000000PTC（8～10 号液）苦涩味的人，称为纯合体尝味者，其基因型为 TT；能尝出浓度为 1/50000～1/400000PTC（4～7 号液）苦涩味的人，称为杂合体尝味者，其基因型为 Tt；只能尝出浓度大于 1/24000 PTC（1～

3 号液）苦涩味的人，称为味盲者，其基因型为 tt，有的味盲者甚至连 PTC 粉末都尝不出苦涩味。我国汉族人群中味盲者约占 9%，已知纯合体味盲者（tt）易患结节性甲状腺肿。所以，可以把 PTC 的尝味能力检查作为一种辅助性诊断指标。

3．实验方法

(1) 让受试者坐在椅子上，仰头张嘴。首先用滴管滴 5～10 滴 10 号液于舌根部，让受试者徐徐下咽品味，并用蒸馏水作对照试验。

(2) 询问受试者能否鉴别此两种溶液的味道，若不能鉴别或不能断定，则依次用 9 号、8 号……溶液重复试验（应注意与蒸馏水交替测试），直到明确鉴别出 PTC 的苦味为止。如果对各种浓度的 PTC 溶液都尝不出苦涩味，可取少许 PTC 粉末置于后舌根上，看看能否尝出味道。

(3) 将全班同学尝味能力结果记录在调查表中，并计算各种基因型的频率（实验表 1）。

二、其他遗传性状的调查

1．卷舌和翻舌

卷舌是指舌的两侧能在口腔中向上卷成槽形，甚至卷成筒状。卷舌为显性遗传性状，多数人有此特征，也有少数人不能卷舌。翻舌是指舌尖伸向口腔外后能后翻面对着上颌门齿，翻舌出现频率不高，属隐性遗传（实验图 1）。舌的活动在人群中可见 3 种类型：①舌能卷而不能翻；②舌能卷又能翻；③舌不能卷又不能翻。舌不能卷而能翻则从未见过。对照镜子或者请同学观察自己属于哪种类型，并将全班同学中有卷舌或者翻舌的人数进行统计，计算出这两种性状出现的频率，记录在调查表中（实验表 1）。

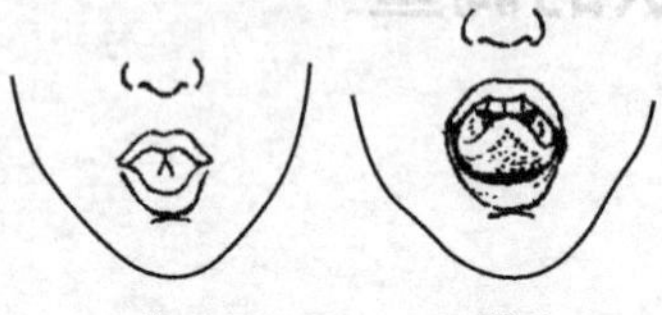

实验图 1　卷舌和翻舌

2．眼睑

人群中的眼睑可分为单重睑（俗称单眼皮，又叫上睑赘皮）和双重睑（俗称双眼皮）两种性状。一般认为双眼皮受常染色体显性基因控制，单眼皮为隐性性状。调查班级中两种性状出现的频率，并记录在调查表中实验表 1。

3．耳垂

耳朵可明显区分为有耳垂（即耳垂下悬，与头连接处向上凹陷，为显性性状）和无耳垂（即耳轮一直向下延续到头部，为隐性性状），观察并记录这两种性状在班级各同学中出现的频率（见实验图 2，实验表 1）。

4．前额发际

在人群中，有的人前额发际基本属于平线，而有的人前额正中发际向下延伸呈峰形，即明显向前突出，形成“V”字形，称美人尖（见实验图 3）。V 形发际属于显性性状，调查班级中哪些同学有此特征，并计算出现频率，记录在调查表中实验表 1。

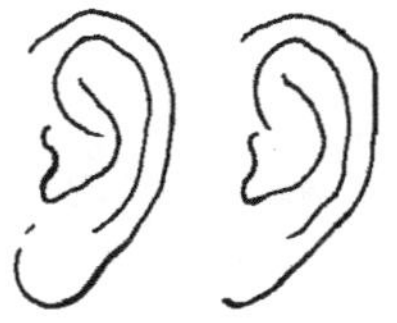

有耳垂　　无耳垂

实验图 2　有无耳垂

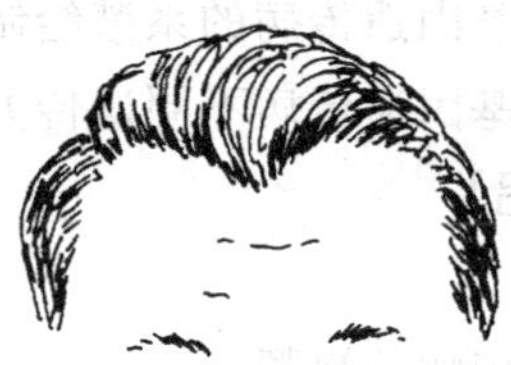

实验图 3　V 形发际

5. 发式和发旋

人类的发式有卷发和直发之分，东方人多为直发（隐性性状）。每个人头顶稍后方的中线处有一螺纹（有的人不止一个），称为发旋。发旋的螺纹方向受遗传控制，有的人呈顺时针方向（显性性状），有的人呈逆时针方向（隐性性状）。统计班级中顺时针发旋出现的频率，并记录在调查表中实验表 1。

6. 拇指关节外展

人群中有的人大拇指的最后一节能弯向挠侧，这一性状的纯合隐性个体的拇指关节可向后卷曲 60°，不能弯曲为显性（见实验图 4）。调查班级中哪些同学有此特征，统计其出现频率，并填入调查表实验表 1。

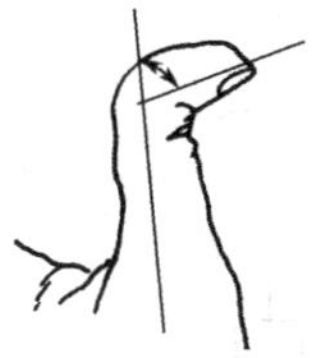

实验图 4　拇指关节外展

7. 食指与无名指长短比较

食指与无名指之间的长短关系表现为伴性遗传，控制基因位于 X 染色体上。表型有两种：食指短于无名指，食指长于无名指。检查的方法是在白纸上画一横线，手掌向下放于纸上，使中指指尖方向与横线垂直，无名指指尖与横线相齐，看此时食指指尖是在横线的上方还是下方。统计班级中这两种表型出现的频率，并记录在调查表中（实验表 1）。

实验表 1　全班同学 PTC 尝味能力及部分遗传性状调查表

班级总人数	PTC 尝味能力						卷舌		翻舌		双眼皮		有耳垂		V 形发际		顺时针发旋		拇指关节外展		食指短于无名指	
	TT		Tt		tt																	
	人数	%	人数	%	人数	%	人数	%	人数	%	人数	%	人数	%	人数	%	人数	%	人数	%	人数	%

【实验报告】

1. 将各遗传性状的调查结果填写在调查表中。
2. 分析各遗传性状可能的遗传规律。

实验二　人类单基因遗传病与系谱分析

【实验目的】

1. 加深对遗传学的基本原理和遗传规律的理解。

2. 强化对单基因遗传病的基本概念、特征和分类的认识。

3. 掌握单基因遗传病的系谱绘制和分析方法。

4. 熟悉单基因遗传病不同遗传方式的特点。

【实验用品】

1. 多媒体

2. 人类遗传病的视频。

【实验原理】

系谱分析法是了解单基因遗传病的一个常用方法。其基本程序是先对某一家族各成员出现的某种遗传病的情况进行详细的调查，再以特定的符号和格式绘制成反映家族各成员相互关系和发病情况的图解，然后根据孟德尔定律对各成员的表型和基因型进行分析。通过分析，可以判断某种性状或遗传病属于哪一种遗传方式，这对遗传病的诊断和治疗有一定的帮助。

【实验内容】

1. 观看单基因遗传病的视频，总结单基因遗传病的主要分类及特点。

2. 组织学生分析、讨论下列系谱（实验图5～实验图9）的遗传规律，判断遗传方式，并写出先证者及其父母可能出现的基因型。

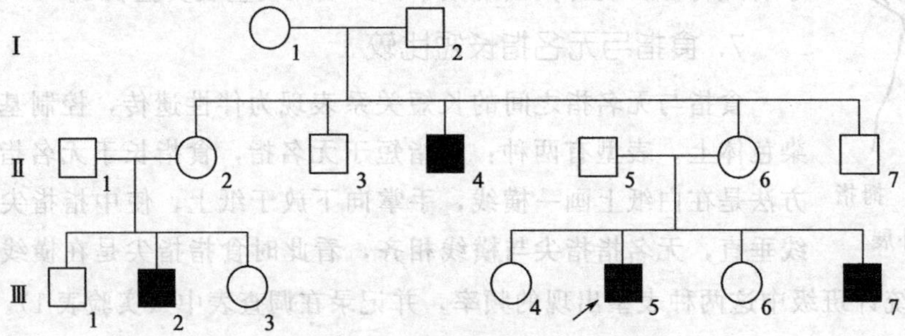

实验图5 假肥大性肌营养不良系谱

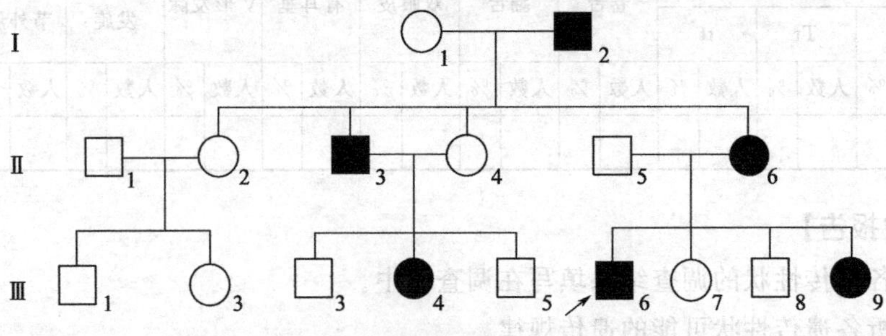

实验图6 遗传性小脑性运动失调系谱

【实验报告】

1. 以某一单基因遗传病为例说明其主要临床表现及发病机制。

2. 写出系谱分析中各系谱的分析结果。

3. 根据下列病例绘出系谱图，并写出各成员可能出现的基因型。

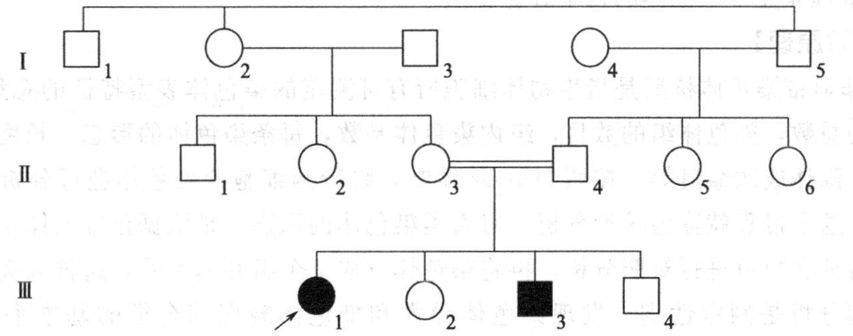

实验图 7　Ⅰ型糖原沉积症系谱

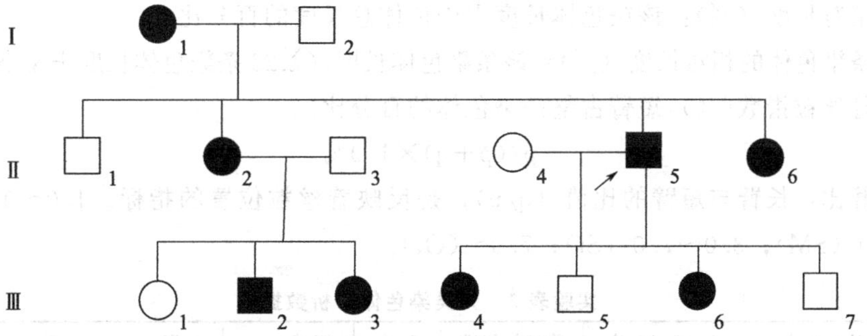

实验图 8　遗传性肾炎系谱

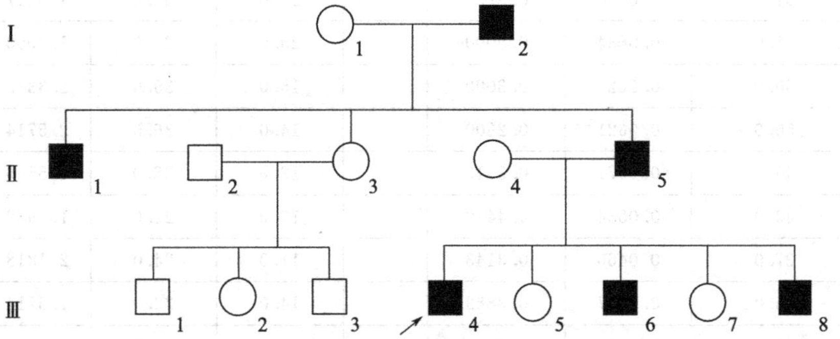

实验图 9　外耳道多毛症系谱

病例：一对无色盲的夫妇，生有甲、乙、丙三个孩子，其中甲是色盲儿子，乙是无色盲儿子，丙是无色盲女儿。甲、乙、丙都与无色盲的人结婚，甲生两个色盲女儿，乙生一个色盲儿子和三个无色盲女儿，丙生六个儿子，只有一个色盲。

实验三　人类非显带染色体核型分析

【实验目的】

1. 观察人类中期染色体结构与数目。
2. 了解并掌握常规染色体的分类、分组标准。

3. 掌握非显带染色体的核型分析方法。

【实验原理】

1. 非显带染色体核型是指生物体细胞所有可测定的染色体表型特征的总称。包括：染色体的总数，染色体组的数目，组内染色体基数，每条染色体的形态、长度、着丝粒的位置，随体或次缢痕等。按照 Denver 体制，将待测细胞的染色体进行分析和确定正常与否，这个过程就称为核型分析。对人类染色体的识别，是依据正常人体染色体的固有形态特征和数目进行对照分析，再将染色体分成 7 个组并编上号，这种人类非显带染色体核型分析是判定性别、发现染色体异常和染色体畸变综合征的基本手段和诊断基础。

2. 关于非显带核型分析的主要指标（实验表 2）

① 相对长度（%）：该染色体长度占染色体总长度的百分比。

人类某条染色体的相对长度（%）=该条染色体长度/(Σ22 条染色体长度+X 染色体长)

② 着丝粒指数(%)：短臂占整条染色体的百分比。

$$p/(p+q)\times 100\%$$

③ 臂比：长臂与短臂的比值（q/p），是反映着丝粒位置的指标。1.0～1.7（M）；1.7～3.0（SM）；3.0～7.0（St）；7.0～(Ot)。

实验表 2 人类染色体分析数据

编号	绝对长度/mm	相对长度	着丝粒指数	随体	短臂/mm	长臂/mm	臂比	类型
1	62.0	0.0770	0.5000		31.0	31.0	1.0000	M
2	61.0	0.0758	0.3934		24.0	37.0	1.5417	M
3	51.0	0.0634	0.5000		25.0	25.0	1.0000	M
4	50.0	0.0621	0.3000		15.0	35.0	2.3333	SM
5	50.0	0.0621	0.2800		14.0	36.0	2.5714	SM
6	46.0	0.0571	0.3913		18.0	28.0	1.5556	SM
7	43.0	0.0534	0.4419		19.0	24.0	1.2632	SM
8	37.0	0.0460	0.3143		11.0	24.0	2.1818	SM
9	36.0	0.0447	0.3889		14.0	22.0	1.5714	SM
10	33.0	0.0410	0.3333		11.0	22.0	2.0000	SM
11	31.0	0.0385	0.3871		12.0	19.0	1.5833	SM
12	31.0	0.0385	0.3226		10.0	21.0	2.1000	SM
13	30.0	0.0373	0.2333	有	7.0	23.0	3.2857	ST
14	30.0	0.0373	0.2333	有	7.0	23.0	3.2857	ST
15	31.0	0.0385	0.2258	有	7.0	24.0	3.4286	ST
16	25.0	0.0311	0.4400		11.0	14.0	1.2727	M
17	22.0	0.0273	0.3182		7.0	15.0	2.1429	SM
18	21.0	0.0261	0.2381		5.0	16.0	3.2000	SM
19	19.0	0.0236	0.4737		9.0	10.0	1.1111	M
20	19.0	0.0236	0.4737		9.0	10.0	1.1111	M

续表

编号	绝对长度/mm	相对长度	着丝粒指数	随体	短臂/mm	长臂/mm	臂比	类型
21	17.0	0.0211	0.4118	有	7.0	10.0	1.4286	ST
22	18.0	0.0224	0.3889	有	7.0	11.0	1.5714	ST
X	42.0	0.0522	0.4286		18.0	24.0	1.3333	SM
Y	17.0	0.0211	0.1765		3.0	14.0	4.6667	ST

【实验材料与用具】

1. 剪刀、镊子、胶水。

2. 人体细胞分裂中期非显带染色体照片复印放大图（实验图 10）、核型分析报告纸（实验图 11）。

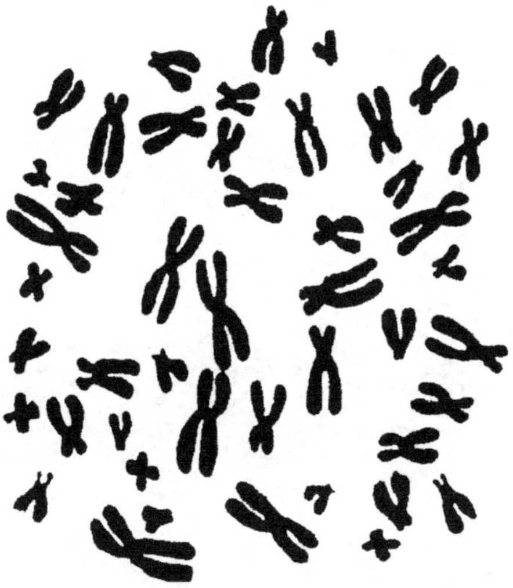

实验图 10 分裂中期人类非显带染色体图

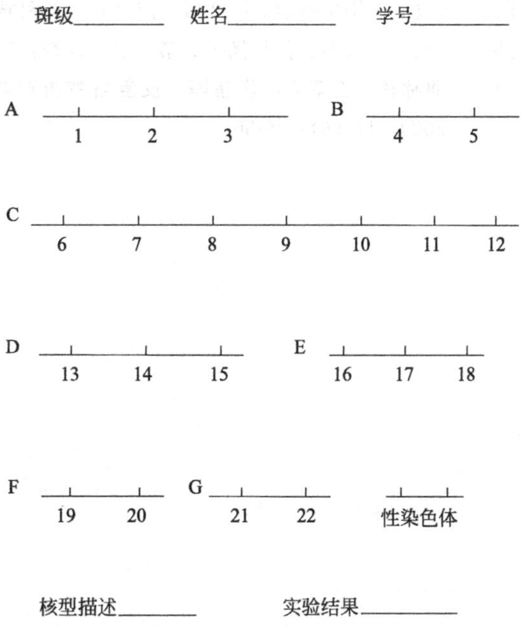

实验图 11 人类非显带染色体核型分析报告单

【实验步骤】

1. 计数　算出实验图 10 中染色体的总数，确定有无数目异常。

2. 分组编号　根据人类染色体各组特征及识别要点，在实验图 10 上用铅笔将染色体标记分组。分组时，先找出性染色体，然后按照 A、B、C、D、E、F、G 七组顺序进行识别标记。

3. 剪贴配对　将实验图 10 中染色体按照标记成对剪下，并摆放在一张白纸上，按照非显带染色体的识别要点，将剪下的染色体排序分组。

4. 粘贴　用胶水将各对染色体按组号和序号贴在核型分析报告对应位置上。排列原则：从大到小，短臂向上，着丝粒在一条线上，性染色体单排。

【实验报告】

每人交 1 份剪贴好的非显带染色体核型分析报告。

参 考 文 献

[1] 陈竺．医学遗传学．第3版．北京：人民卫生出版社，2015.

[2] 罗伯特·努斯鲍姆．医学遗传学．第8版．北京：北京大学医学出版社，2016.

[3] 傅松滨．医学遗传学．第3版．北京：人民卫生出版社，2013.

[4] 税青林．医学遗传学（案例版）．第2版．北京：高等教育出版社，2015.

[5] 左伋．医学遗传学．第6版．北京：人民卫生出版社，2013.

[6] 姚文兵．生物化学．第8版．北京：人民卫生出版社，2016.

[7] 李晓华．生物化学．第3版．北京：化学工业出版社，2015.

[8] 余寅．医用生物学．第2版．南京：江苏科技出版社，2013.

[9] 丁显平．人类遗传与优生．第2版．成都：四川大学出版社，2011.

[10] 曲林林，王军荣，黄晶等．反复自然流产与染色体核型异常的关系．中国优生与遗传杂志，2009，17（9）：49-50.